ESSAI

SUR

LES MOLLUSQUES,

CONSIDÉRÉS

COMME ALIMENTS, MÉDICAMENTS ET POISONS.

ESSAI

SUR LES

MOLLUSQUES,

CONSIDÉRÉS

COMME ALIMENTS, MÉDICAMENTS ET POISONS,

Par CHARLES OZENNE,

Docteur en Médecine de la Faculté de Paris.

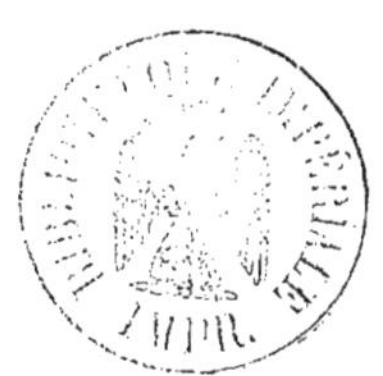

> Tous les êtres qui sont répandus sur la terre ou dans le sein des eaux doivent être recherchés de l'observateur; tous sont dignes de fixer quelque temps ses regards, sans en excepter même ceux qui nous paraissent dangereux. Chacun d'eux peut être considéré sous un aspect avantageux pour la médecine, pour les arts, etc.
>
> (DAUDIN, *Hist. nat. des reptiles.*)

PARIS.

RIGNOUX, IMPRIMEUR DE LA FACULTÉ DE MÉDECINE,

rue Monsieur-le-Prince, 31.

1858

AU LECTEUR.

Depuis 1847, époque où nous commençâmes l'étude de l'histoire naturelle, nos goûts nous ont toujours porté vers la malacologie; aujourd'hui nous sommes heureux d'avoir acquis quelques connaissances dans cette branche de la zoologie, car nous espérons utiliser le fruit que nous avons retiré de l'étude des mollusques en entreprenant un travail qui, quelque imparfait qu'il soit, pourra cependant rendre quelques services en épargnant à ceux qui désirent avoir quelques notions dans l'étude de ces animaux des recherches fastidieuses et souvent décevantes.

En écrivant cet essai, notre but est de tenter de montrer le profit qu'on peut retirer de ces utiles animaux, qui, dédaignés de nos jours par la plupart des médecins, entrent pour une grande part dans l'alimentation des peuples. Tombés pour ainsi dire en discrédit, ces animaux furent recherchés avidement des anciens, qui, comme le prouvent les écrits de leurs poëtes et de leurs historiens, en consommaient de grandes quantités. Évidemment les mollusques ont un aspect repoussant pour ceux qui les voient pour la première fois; mais, sous un extérieur répugnant, ils cachent des qualités réelles, que l'on recherche toujours avec plaisir, une fois qu'on les a goûtés. Cependant arrêtons ici cette discussion, qui nous mènerait bien au delà du but que nous nous sommes tracé, et avant d'entrer en matière, exposons l'ordre que nous avons suivi dans le cours de ce travail.

Nous avons divisé cet essai en cinq livres. Le premier, qui traite des généralités sur les mollusques, se compose de cinq chapitres ainsi répartis : un pour les caractères zoologiques, un second pour la distribution géographique et le niveau d'habitation des mollusques, un troisième qui a trait à leurs habitudes et leur nourriture; dans le quatrième, nous nous occupons de leur utilité considérée d'une manière générale, et enfin, dans le dernier, nous plaçons les classifications.

Le deuxième livre s'occupe des céphalopodes, que nous examinerons au triple point de vue de l'alimentation, de la matière médicale et de la toxicologie. Le troisième livre, dans lequel il est question des gastéropodes, et le quatrième, qui traite des acéphales, sont divisés de la même façon que le deuxième. Enfin, dans le cinquième et dernier livre, nous donnons une liste aussi complète que possible des mollusques dont on se nourrit sur différents points du globe et particulièrement en Europe.

Paris, 5 août 1858.

ESSAI

SUR

LES MOLLUSQUES,

CONSIDÉRÉS

COMME ALIMENTS, MÉDICAMENTS ET POISONS.

LIVRE PREMIER.

DES MOLLUSQUES EN GÉNÉRAL.

CHAPITRE Ier.

Caractères zoologiques.

Animaux pairs, invertébrés, inarticulés, mollasses, très-contractiles, munis généralement d'un repli cutané ou manteau de forme et de volume variables; produisant une ou deux pièces solides (cornées ou calcaires), tantôt extérieures, tantôt intérieures. Cœur musculaire aortique, à deux ou trois cavités, placé au-dessus du canal intestinal. Organe respiratoire pulmonaire ou branchial. Système nerveux ganglionnaire, avec un collier œsophagien offrant deux ganglions supérieurs, plus ou moins unis, qui représentent le cerveau, ou des ganglions à droite et à gauche de la bouche, sans chaîne médiane abdominale. Sexes séparés ou réunis sur le même individu, ovipares, rarement ovovivipares.

CHAPITRE II.

Distribution géographique et niveau d'habitation des mollusques.

Il est démontré aujourd'hui, pour les mollusques terrestres, que les espèces, restreintes selon des limites plus ou moins larges, sont réparties chacune suivant des zones de températures spéciales, qui se compliquent des influences causées par la forme orographique des continents et par leur composition phytographique, et que leur nombre augmente à mesure qu'on s'avance du Nord vers les régions chaudes. Quant aux mollusques marins pélagiens, l'unité d'une température, plus que tout autre agent, est la véritable base de leur distribution géographique; en outre, ils sont d'autant plus nombreux en espèces qu'on s'avance vers l'équateur. Les mollusques côtiers sont soumis à l'action de trois genres d'influences : les courants, la température et la configuration des côtes. Ces trois genres d'influences étant combinés, les lois qui président à la distribution des mollusques côtiers peuvent se réduire à deux actions contraires : les courants, la température et la configuration des côtes, qui tendent à restreindre ces animaux dans des limites plus ou moins larges. Les mollusques marins côtiers ont des limites tranchées dans leur habitation. Les uns se tiennent au niveau des marées de syzygies, restant ainsi la moitié de l'année presque à sec, tandis que les autres ne sont à découvert que pendant la basse mer. En un mot, on peut résumer les notions connues sur l'*habitat* de ces mollusques, en disant qu'en général ils restent au-dessus de 50 mètres de profondeur, et qu'au-dessous de cette limite les espèces qu'on trouve forment exception. Le niveau de hauteur des mollusques terrestres au-dessus de la mer rentre tout à fait dans les zones de température (1), puisque la décroissance des espèces observées quand on s'élève du niveau de la mer sur les hautes montagnes égale celle qu'on remarque en allant de l'équateur vers le pôle.

CHAPITRE III.

Habitudes des mollusques, leur nourriture.

Les céphalopodes restent constamment dans leur élément, les uns vivent isolés, le plus grand nombre en troupes, d'autres viennent chaque année à l'époque de la ponte ou de leurs migrations annuelles sur le littoral des continents où ils séjournent plus ou moins longtemps. La plupart sont nocturnes. Parmi les mollusques côtiers, les uns vivent libres ou fixés sur les rochers, les autres rampent sur le sable ou se cachent sous une légère couche de sable ou de vase, quelques-uns sous les pierres, dans les trous; d'autres s'enfoncent dans le sable, certaines espèces perforent les pierres, les coraux pour s'y loger.

Les mollusques terrestres sont la plupart nocturnes; les uns vi-

(1) A. d'Orb., *Voyage dans l'Amér. mérid.* (Mollusques).

vent dans les bois, sous les pierres, et d'autres au voisinage des eaux. Chez les mollusques fluviatiles, les habitudes sont les mêmes; les uns sont propres aux fleuves, les autres aux lacs.

Au point de vue de leur nourriture, on divise les mollusques en carnassiers qui vivent les uns de proie vivante, les autres d'animaux morts non putréfiés; et en herbivores, ces derniers sont les plus nombreux (1).

CHAPITRE IV.

De l'utilité des mollusques.

Leur utilité ne peut être mise en doute, puisque, sur une infinité de points du littoral des continents, on voit des peuplades sauvages (2) se nourrir exclusivement de ces animaux, et un immense commerce se faire de leur animal desséché (3) ou vivant (4). Dans nos pays civilisés, les mollusques entrent souvent pour une grande part dans l'alimentation des habitants de nos rivages maritimes (5), surtout dans les endroits où la population est généralement pauvre et où certains jours sont consacrés, comme en Grèce et en Italie, par l'abstinence religieuse.

La nourriture que l'homme tire des mollusques, assez agréable au goût, est en outre profitable, excitante, mais elle est quelquefois dure et indigeste, surtout quand elle est retirée des parties musculaires qui composent le pied et quand on la fait trop cuire. La pré-

---

(1) Grateloup, *Essai sur la nourr. et les stat. botan. et géol. des moll. terr. et fluv.*

(2) Les peuples du détroit de Magellan (voy. Adanson, *Moll. du Sénégal*).

(3) Dans les îles de la Grèce, en Chine, au Japon.

(4) En Italie, à Marseille, etc.; voy. l'art. *Moule*.

(5) Les habitants d'Esnandes, de Marsilly, de Charron, près La Rochelle.

paration qu'on leur fait subir est souvent nulle, car on en mange un certain nombre crus et même vivants ; plus souvent on les fait cuire dans l'eau de mer ou dans une eau salée artificielle, comme cela a lieu pour les mollusques céphalés et une partie des acéphales.

D'autres fois la cuisson s'opère dans du beurre, de la graisse fondue ou de l'huile. Les nations sauvages leur font subir une autre préparation, elles les boucanent à la fumée ou les dessèchent en les exposant à un air chaud et sec ; et souvent les mollusques ainsi préparés deviennent des objets de commerce qu'on transporte au loin.

CHAPITRE V.

Classifications.

On partage les mollusques en deux grandes sections :

La 1re section, *Céphalés*, Lam., comprend trois grandes classes : 1° les *céphalopodes*, Cuv. ; 2° les *ptéropodes*, Cuv., et les *gastéropodes*, Cuv. (nous laisserons de côté les ptéropodes qui ne nous offrent aucun aliment).

La 2e section, *Acéphalés*, Lam., se compose de deux classes, à savoir : les *acéphales testacés*, et les *acéphales sans coquille*.

LIVRE DEUXIÈME.

CÉPHALOPODES (CUVIER).

CHAPITRE IER.

Zoologie.

§ I. CARACTÈRES. — Animal formé de deux parties distinctes : l'une postérieure, le corps, de forme variable, rond ou cylindrique, pourvu ou non de nageoires, ouvert en avant, contenant les viscères et les branchies, se rattachant à la tête au moyen de brides fixes ou d'un appareil facultatif particulier ; logé dans une coquille uniloculaire ou dans la dernière loge d'une coquille multiloculaire, ou renfermant dans l'épaisseur des téguments une coquille cornée ou testacée, simple ou spirale, formée de loges aériennes communiquant entre elles. L'autre antérieure, la tête, volumineuse, plus ou moins séparée du corps, pourvue latéralement d'yeux saillants, très-complets, d'oreilles, en dessous d'un tube locomoteur entier ou fendu ; en avant, de huit ou dix bras charnus, ou de tentarules nombreux. Au milieu des bras, un appareil buccal composé de deux mandibules cornées ou testacées, agissant de haut en bas ; de lèvres charnues, et d'une langue hérissée de crochets ; branchies internes et symétriques, deux ou quatre. De la bouche, part l'œsophage auquel font suite un jabot, puis un gésier charnu, et enfin un troisième estomac spiral, le rectum s'ouvre dans le tube locomoteur ; cerveau contenu dans une boîte cartilagineuse, d'où émergent les nerfs ; une poche spéciale (poche à encre), destinée à servir à l'animal de moyens de défense et d'attaque ; sexes séparés.

§ II. CLASSIFICATIONS. — On divise les céphalopodes en 3 ordres :

1° Les CÉPH. ACÉTABULIFÈRES, qui comprennent les genres poulpe, élédon, argonaute, sépiole, seiche, etc.

2° Les CÉPH. SIPHONIFÈRES ne renferment qu'un seul genre vivant, la nautile ; les autres sont fossiles.

3° Les CÉPH. FORAMINIFÈRES ne nous offrent, au point de vue que nous traitons, rien d'intéressant, à cause de leur petite taille.

Pêche. On s'empare des céphalopodes soit à l'aide du trident, soit avec des lignes amorcées d'un morceau de squale, d'un poisson, d'une seiche femelle vivante ou d'un objet brillant, ou encore avec des filets.

CHAPITRE II.

Des aliments tirés des céphalopodes.

§ I. — CÉPHALOPODES ACÉTABULIFÈRES.

Du POULPE (*Octopus*, Lam.). Les anciens en faisaient une très-grande consommation, et c'était pour eux un aliment de choix ; aussi leurs marchés en étaient toujours fournis ; et pour donner une idée du luxe et de la profusion qui régnaient dans les repas des Grecs, Plaute parle dans ses Acharnaniens d'une hécatombe de poulpes. Les Romains aimaient beaucoup ces mollusques, car Pline nous apprend que toutes les espèces de poulpes étaient tres-prisées des gourmands de Rome. Les pêcheurs grecs et romains qui savaient attirer ces animaux dans des endroits où ils leur tendaient des piéges, ne prenaient que les gros qui seuls étaient recherchés. Sur les côtes de la mer Rouge, les habitants pêchent une grande quantité de poulpes dont ils se nourrissent ou qu'ils vendent (1).

De nos jours, le poulpe a beaucoup perdu de son antique renommée. En France, les habitants du littoral en consomment une assez grande quantité; sur les côtes de la Normandie, au mont Saint-Michel, on laisse les poulpes séjourner quelque temps dans l'eau bouillante pour les attendrir, ensuite on les coupe et on les fait cuire avec des légumes et des oignons (cette eau de cuisson sert à faire des soupes assez estimées), puis on mange ces animaux frits dans une pâte de beignets. A Marseille, les pêcheurs attendrissent leur chair en la battant avec un roseau (2) jusqu'à ce qu'elle soit brisée; ensuite ils remplissent le corps de vrilles enlevées au sarment sec, et, grâce à ces deux précautions, ces animaux, après avoir bouilli quelque temps, deviennent assez tendres. En Italie, le poulpe est plus recherché qu'en France; on l'estime beaucoup s'il est jeune, de moyenne grandeur, et s'il ne pèse pas plus de 500 grammes, car alors il est tendre; mais, s'il a dépassé ces dimensions, sa chair, devenue coriace, exige qu'on la batte quelque temps sur une pierre plate ou avec un roseau. Dans les mers de l'Archipel, les Grecs modernes en pêchent de grandes quantités qu'ils salent et dont ils se nourrissent surtout pendant les jours maigres et les nombreux jours d'abstinence prescrits par leur religion; il est rare que parmi les approvisionnements qu'ils ont à bord de leurs vaisseaux les poulpes n'entrent pas pour une large part. Au Japon, les poulpes sont l'objet d'un commerce considérable (3).

La chair a un goût particulier assez marqué, qu'on ne peut comparer à celui d'aucun poisson; on la préfère à celle de la seiche et

---

(1) Thévest, *Cosmographie universelle*, 1558.

(2) Ce procédé est fort ancien, car Aristophane dit dans son *Dédale : C'est ce qu'on appelle être battu comme un polype qu'on attendrit.*

(3) *Encyclop. japonaise*, lib. LI, fol. 17.

de l'élédon. A Naples, les marchands de Santa-Lucia vendent cet animal tout cuit.

Ce genre renferme, comme espèces édules, les suivantes :

Le *P. vulgaire* (*Oct. vulgaris*, Lam.), le *P. de Cuvier* (*Oct. Cuvieri*, d'Orb.), le *P. aréolé* (*Oct. aculeatus*, d'Orb.), qui, selon Lesson, fait la base de la nourriture des naturels de Bora-Bora ; le *P. Tchang-iu* (*Oct. sinensis*, d'Orb.), que l'on mange surtout jeune en Chine et au Japon, où on l'assaisonne avec du vinaigre et du gingembre (1) ; le *P. Fang-Siao* (*Oct. Fang-Siao*, d'Orb.), plus petit que le précédent, a une taille de 5 à 6 pouces ; sa chair, blanche, qui se mange bouillie dans l'eau, est composée de grains qui ont l'apparence et le goût du riz cuit à la vapeur d'eau ; c'est de là que lui vient son nom qui veut dire *siao à riz*.

De l'ÉLÉDON (*Eledone*, Leach.). Ce genre ne nous offre qu'une seule espèce qui était connue d'Aristote, c'est l'*Eléd. musqué* (*Eled. moschatus*, Leach.) (2). Malgré sa forte odeur musquée, qu'on atténue à peine en l'écorchant, les anciens s'en nourrissaient et le tenaient en grande estime. Nous ne pensons pas qu'on en fasse usage en France, à cause de sa chair coriace, fade ; mais, en Italie, le bas peuple le mange bouilli, frit, en ragoût ou en salade, et en Sicile et en Sardaigne, où il est très-abondant, il fait en grande partie la nourriture des pêcheurs.

De l'ARGONAUTE (*Argonauta*, Linn.; *Argon. argo*, Linn.). Ce n'est qu'avec doute que nous citons cette espèce, car nous ne savons absolument rien sur elle au point de vue alimentaire, et pourtant cet animal est si voisin des poulpes, que nous ne serions pas étonné d'apprendre un jour qu'on le mange dans certaines localités. Nous

---

(1) *Encycl. japon.*, article *Tchang-iu*.

(2) Ἐλεδώνη d'Aristote, *ozæna*, *eledon*, *osmylia*, *moschyta*, des anciens, *sepia moschata*, Linné.

avons consulté à ce sujet plusieurs naturalistes sans obtenir aucun éclaircissement; M. A. d'Orbigny seul dit qu'il est évident qu'on en mange dans les lieux où les animaux sont communs, mais il ne cite aucun fait à l'appui de l'assertion qu'il avance.

De la SÉPIOLE (*Sepiola,* Rondelet; *Sep. de Rondelet, Sep. Rondeleti,* Gesn.). Cette espèce, propre à la Méditerranée, est un des céphalopodes les plus estimés, à cause de la délicatesse de sa chair; aussi figure-t-elle dans les repas des riches : c'est le *lou sépioun* des Provençaux, qui le font frire dans l'huile. A Montpellier, on mange cette sépiole farcie de chair de poisson, et on sert autour d'elle ses bras, qu'on a fait frire et couper par tronçons (Moquin); en Italie, Sicile et Sardaigne, on en consomme de grandes quantités.

De la SEICHE (*Sepia,* Linn.). Chez les Grecs, la seiche figurait sur la table des rois et des puissants, car Athénée écrivait qu'il n'y avait pas de bons repas sans seiche, et qu'on s'en envoyait en présent le cinquième jour de la naissance des enfants, avant de leur imposer un nom. Elle fut également recherchée des Romains, et de nos jours, sans être aussi estimée, elle se trouve cependant sur tous les marchés du littoral de la France et de l'Italie; sur les côtes de l'Adriatique, elle fait la base de l'alimentation, et même les habitants de Slossella, dans le comté de Sébenico (1), se nourrissent presque entièrement, au printemps, de seiches. A Paris, on ne mange pas cet animal; mais c'est un aliment qui autrefois était très-commun à Lyon, Bordeaux, Nantes, et dans plusieurs villes, où il se servait sur toutes les tables. Aujourd'hui il n'y a guère que les habitants des ports de mer, et surtout les pêcheurs, qui en fassent usage, et même dans certains endroits (2), elles servent d'appât pour la pêche des

(1) Fortis, *voy. en Dalmatie,* t. Ier, p. 224.

(2) Nous avons vu, en 1848, les pêcheurs dieppois se servir des seiches coupées par morceaux comme d'appât pour la pêche des maqueraux.

poissons. Dans les pays où l'on mange ces animaux, on les bat fortement ou on les met dans une lessive de chaux et de cendres pour les attendrir. Les gens de La Rochelle ne pêchent que les jeunes (qu'ils appellent *casserons*) en quantité considérable, à l'aide de filets appelés *chalus*, et ils les mangent frais, après les avoir décortiqués, ou bien les font sécher, puis rôtir ensuite.

La chair de la seiche, naturellement coriace et insipide, a besoin, pour être digérée facilement, de force aromates. On la fait bouillir dans l'eau, puis on la coupe par morceaux, et on l'assaisonne avec des condiments âcres, tels que oignons, ciboules, etc., et à la fin on y ajoute un peu de vinaigre. Malgré cette préparation, c'est un aliment qui, quoique très-nourrissant, est très-difficile à digérer. Certaines personnes la préfèrent frite, surtout si elle est pleine, comme de janvier à fin mars, époque où sa délicatesse est plus grande. A la Martinique, à Bourbon et dans nos colonies, on la mange bouillie avec du kari ou frite. Bartholomé Scappus, en Italie, dans son ouvrage analogue aux livres de cuisine, décrit la manière d'accommoder la seiche à une sauce faite avec son encre. Dans quelques endroits de l'Adriatique, on sale ces animaux pour les envoyer dans certaines villes de l'Italie, où on les mange pendant le carême.

Le genre seiche nous donne comme aliments : 1° la *S. officinale* (*S. officinalis*, Linn.), c'est celle qu'on mange le plus (1); 2° la *S. elegans*, Blainv. ; 3° la *S. biserialis*, Montf.; 4° la *S. sinensis*, d'Orb., qu'on mange en grande quantité au Japon sous les noms de *niao-tse-iu*, *niao-tse*, ou poisson voleur d'oiseaux, de *me-iu*, poisson noir, et de *lan-iu*, ou poisson muni de cordes; 5° des *espèces inconnues* qui existent au golfe du Géographe. Péron, dans une note manuscrite, dit à leur sujet : « Les seiches paraissent très-communes en ce golfe, car le rivage est partout couvert de sépiostaires, dont

(1) Pythagore en défendait l'usage comme étant très-indigeste.

beaucoup, de très-grande taille, indiquent une espèce d'une grande dimension, tandis que d'autres plus petits annoncent quelques espèces plus petites. Malgré ce grand nombre de sépiostaires, je n'ai pu en voir qu'un seul individu, et encore à moitié pourri, ce qui m'a empêché d'en pouvoir analyser les caractères. Les habitants s'en nourrissent sans doute, car il m'est arrivé de trouver de ses osselets à moitié rôtis dans des lieux où l'on avait allumé du feu. Leur chair paraît fort délicate, car j'ai vu les matelots s'en montrer avides, et manger avec délices les restes de ces animaux qu'ils avaient retirés, à moitié digérés, de l'estomac des requins et des phoques. »

Du CALMAR (*Loligo*, Lam.). — Ce genre, contrairement à ce qui se passe aujourd'hui, était si peu estimé des anciens qu'ils le vendaient sur leurs marchés au plus vil prix (1). Les Romains en faisaient des pâtés, ou, après en avoir coupé les bras, leurs cuisiniers les farcissaient de moelle, et les arrosaient d'aromates en les faisant cuire. Ce goût semble s'être conservé chez les Romains modernes et en Italie, où on les préfère aux seiches. De tous les céphalopodes de moyenne taille, le calmar est le plus estimé quand il n'arrive pas à une grande taille; il est plus tendre que la seiche et a un goût moins marqué, aussi le recherche-t-on sur les bonnes tables, tandis que, quand il a acquis tout son développement, il est abandonné aux pauvres.

Cet animal, quoique légèrement coriace, a une chair fort délicate qui n'est pas d'aussi difficile digestion que le prétendent Hippocrate et Galien ; nous en avons mangé à Dieppe, et notre estomac n'en a nullement souffert; seulement il exige, avant d'être servi, une préparation assez longue.

---

(1) Aristophane dit dans ses *Acarn.*, pour peindre la misère extrême d'un homme, *qu'on l'avait vu n'avoir pas même le moyen d'acheter un calmar.*

Ce genre renferme cinq espèces édules, dont deux se mangent en Europe; ce sont le *L. vulgaris*, Lam. (*Sepia loligo* de Linné), et le *L. subulata*, Lam.; les trois autres espèces appartiennent au nouveau continent : le *L. gahi*, d'Orb., qu'on mange au Chili, et les *L. brevis* et *Brasiliensis*, Blainv., qu'on vend sur les marchés de Rio-Janeiro.

De l'OMMASTRÈPHES, d'Orb. — Ce genre vit dans toutes les mers, depuis les régions équatoriales jusqu'aux pôles; on le rencontre par troupes nombreuses qui servent de nourriture exclusive aux albatros dans les régions australes. Dans ce genre, nous remarquons : 1° dans l'océan Atlantique et la Méditerranée, l'*Ommast. sagittatus*, d'Orb. et Fér., et le *Todarus*, d'Orb., qu'on mange, au rapport de Vérany, en Italie; 2° dans le grand Océan, l'*Ommast. giganteus*, d'Orb. Cet animal, dont la longueur est de 1^{m},110 et du poids de 150 livres, se pêche en grandes quantités, de février à mars, sur les côtes du Chili, où il est très-recherché, à cause de la délicatesse de sa chair.

§ II. — DES CÉPHALOPODES TENTACULIFÈRES.

Du NAUTILE (*Nautilus*, Linn.). Ce genre, dont l'animal fut pendant longtemps une énigme pour les naturalistes, nous offre le *Naut. flambé* (*Naut. pompilius*, Lam.), dont nous ne parlerons que sous toute réserve, en laissant aux auteurs la responsabilité de ce qu'ils avancent; car nous doutons, vu sa rareté, qu'on se nourrisse de cet animal dans certains parages. Suivant Denys de Montfort, on le mange aux Moluques comme d'autres poulpes, quoique sa chair soit plus dure et plus indigeste; aussi elle est abandonnée au peuple, qui en prend une très-grande quantité, parce que les nautiles, se traînant au fond de la mer, entrent dans les nasses et s'embarrassent dans les filets, d'où ils ne peuvent sortir (1). Denys indique une foule de localités où l'on trouverait, suivant lui, cet animal; mais nous n'y ajoutons aucune foi, car aucun voyageur n'a confirmé son dire et parce que sa véracité est douteuse. Cependant Blainville nous assure que cet animal est peu recherché pour sa chair, qui est fort dure, et Deshayes rapporte que M. Rousseau, ancien voyageur du Muséum, a vu sa chair boucanée et mangée par les habitants des îles Nicobar.

CHAPITRE III.

Des médicaments tirés des céphalopodes.

Poulpe. — Chez les anciens, les poulpes furent en grand honneur à cause des vertus prolifiques qu'on leur attribuait, aussi les mangeaient-ils de préférence à leur souper (2). Au moyen âge, ces animaux jouirent encore de cette réputation (3), mais aujourd'hui ils sont tombés en défaveur et sont inusités à ce point de vue.

Élédon. — A cet animal se rapporte tout ce que nous venons de dire du poulpe, mais, outre ses prétendues vertus aphrodisiaques (4),

---

(1) Denys de Montfort, *Hist. nat. des nautiles,* in Buffon de Sonini, t. IV.

(2) Athénée, *Deipnosophist.,* lib. VIII, édit. de Daléchamp et Virey, *Médic. aphrodisiaques.*

(3) «Qui in venera palestra debiles sunt, polypos edant monente Aetio. «Diphilus «et Paulus Ægineta eos plurimum alere affirmant, et libidinem maxime irritare. «Diocles apud Athenæum ait polypodes maxime inter mollia ad venerem con-«ferre,» (Aldrovande; *de Mollibus,* lib. I.) «Bulbi, cicer, fabæ, polypodes, etc., inter «edulia multi seminis recensentur» (Galien).

(4) *Ad Venerem excitandam plus cœteris valere creditur polypus* (Hippoc., lib. II, *de Morb. mul.*).

les anciens le considéraient à cause de son odeur musquée comme antispasmodique ; ils le desséchaient, et dans cet état le considéraient comme un parfum précieux qu'ils employaient dans leur cosmétique.

Seiche. — Dans l'antiquité toutes les parties de la seiche furent usitées par la thérapeutique. Sa chair fut longtemps employée comme aliment aphrodisiaque (1) ; Hippocrate la prescrivait comme astringente ; Galien, comme stomachique, et donnait sa décoction contre l'odontalgie. Pline assure qu'elle est purgative et regarde son bouillon comme diurétique. Aujourd'hui, toutes ces préparations sont inusitées. Ses œufs ont été préconisés contre une foule d'affections de la vessie, telles que catarrhe, gravelle, et contre les éphélides (2) ; son os surtout a été fort employé dans les temps anciens : ainsi on s'en servait réduit en poudre sous le nom de *corail blanc*, seul ou uni à d'autres poudres comme dentifrice, cosmétique ; porphyrisé et insufflé dans les yeux contre les taies de la cornée. On le donnait encore en poudre à la dose de 1 à 2 grammes en bol ou suspendu dans une liqueur appropriée contre la gravelle, les calculs. Il entrait dans la composition des pilules astringentes de la pharmacopée de Paris. Calciné et réduit en cendres il faisait partie d'une foule de préparations, et entre autres Galien et Aetius le vantaient contre la gale ; Paul d'Égine, contre une foule de maladies de la peau. Aujourd'hui la science a fait justice de toutes ces préparations, et si l'on emploie encore la seiche en thérapeutique, ce n'est qu'à cause de son osselet qui entre encore dans quelques formules dentrifices.

---

(1) Villebrune, chap. 16, cite un passage d'une pièce d'Anthippe : *Est-ce un jeune égrillard qui, pour plaire à sa maîtresse, dissipe son patrimoine? Oh! je lui sers des seiches, des calmars, et toutes sortes de poissons saxatiles....* » Voy. *Encycl. japon.*, art. *Neatse-iu.* Leur chair augmente la force vitale et corrobore la volonté.

(2) Marcellus Empiricus, Dioscoride, suite à la *Mat. méd.* de Geoffroy, t. 1er.

Les homœopathes rangent l'os de la seiche parmi leurs médicaments, car Hahnemann assure que cet os, donné à dose infinitésimale, cesse d'être inerte, et qu'il convient dans les maladies chroniques qui dépendent de la psora.

Au Japon, on se sert de la chair de la seiche contre les maladies des femmes, contre les hémoptysies, pour cicatriser les ulcères. Contre les douleurs de cœur, on boit un breuvage fait avec l'encre de seiche et du vinaigre.

CHAPITRE IV.

Des céphalopodes considérés comme poisons.

La classe des Céphalopodes ne renferme aucune espèce dangereuse pour l'homme, quoique les anciens aient avancé que la morsure de la seiche et du poulpe (1) était venimeuse. Les naturalistes des XVe, XVIe et XVIIe siècles n'ont pas cherché à démêler, au milieu de cette opinion, la vérité ; ils se sont contentés de copier ce que d'autres avaient dit avant eux à ce sujet, et il faut arriver jusqu'à la fin du siècle dernier pour savoir à quoi s'en tenir sur les dangers imaginaires qu'on craignait tant jadis lorsqu'on devait manier ces animaux pendant leur vie.

C'est à l'abbé Dicquemare et à Denys de Montfort que nous devons le dernier mot sur ce sujet. Dicquemare fut mordu par le poulpe commun et il n'éprouva d'autre accident qu'une vive dou-

---

(1) «Testatur Ælianus, polypum mordere violentius quam sepiam ; minus ta- «men suo morsu veneni infligeri» (Aldrovande).

Obvia non tenui lædit nos sepia morsu
Nec nos pestifero confodit polypus ore.
(Oppian.)

leur due à la blessure faite par arrachement ; car chez tous les céphalophobes, la mâchoire, qui a exactement la forme du bec des perroquets, se compose de la mandibule supérieure acérée qui ne fait que pénétrer, tandis que l'inférieure déchire en ramenant la partie laissée sous la mandibule supérieure. Pour bien comprendre ce mécanisme, on n'a qu'à donner à un perroquet un morceau de viande assez gros ou un fruit et à examiner ce qui se passe ; on aura alors une idée tout à fait exacte du moyen qu'emploient les poulpes, les seiches et autres céphalopodes quand ils déchirent nos tissus. Quant à la seiche, Denys n'a jamais pu parvenir à se faire mordre, quoi qu'il fît, car cet animal, dit-il, outre qu'il fuit la main de l'homme, meurt aussitôt qu'il est hors de son élément (1).

Du reste, en supposant que ces animaux pussent en mordant causer les accidents qu'on leur a imputés, il faudrait trouver chez eux un appareil sécréteur du venin qui vînt s'ouvrir dans la bouche ; c'est ce que l'anatomie ne nous a pas démontré.

On ignore d'où provien tcette croyance qui fait considérer l'Argonaute comme malfaisante, à tel point que pour les uns elle brûle comme le feu (2) ou cause une très-grande inquiétude aux chiens qui s'en nourrissent. Cette croyance ne nous vient pas des anciens, qui au contraire la regardaient comme sacrée (*Nautilus vel Pompilius* de Pline), comme chère aux dieux, et comme ayant été homme (3).

---

(1) A Dieppe, les pêcheurs nous ont assuré que la seiche mord très-bien l'homme, mais sans qu'il en résulte aucun danger.

(2) Bontius est le seul qui ait émis cette opinion.

(3) Rumphius, *Damboin*, p. 64.

LIVRE TROISIÈME.

GASTÉROPODES (CUVIER).

CHAPITRE Ier.

Zoologie.

§ I. — CARACTÈRES.

Corps subdéprimé, allongé, ordinairement roulé en spirale dans la coquille et séparé du pied; droit et réuni avec le pied dans toute sa longueur chez les gastéropodes nus; manteau recouvrant en totalité ou en partie l'animal, tantôt en forme de cuirasse ou de demi-cuirasse plus ou moins épaisse, tantôt rudimentaire et protégée par la coquille. Tête plus ou moins volumineuse, rétractile, munie de deux ou quatre tentacules rétractiles ou contractiles, de deux yeux à l'extrémité des tentacules ou à leur base, d'une bouche formée tantôt de trois lèvres triangulaires dont la supérieure est armée d'une mâchoire et d'une langue, tantôt d'une trompe. La partie située entre la base des tentacules et la bouche s'appelle mufle. Point de bras pour la marche, mais un pied ou disque abdominal charnu, formé de plusieurs plans de fibres entre-croisées, servant à la marche et laissant suinter une humeur visqueuse destinée à augmenter l'adhérence de l'animal avec la surface sur laquelle il se trouve. Organes respiratoires branchiaux ou pulmonaires, très-variables quant à la forme et à la position. Cœur à deux cavités, situé au-dessus du tube digestif et muni d'un péricarde. Reproduction : les uns sont dioïques ou unisexsués, les autres androgynes ou bisexués ; ces derniers sont les plus nombreux.

Pas de coquille ou une coquille intérieure, rudimentaire ; ou extérieure chez le plus grand nombre, toujours formée d'une seule pièce conique ou spirale, operculée ou non.

Animaux terrestres, aquatiques, marins.

§ II. — Classifications.

Cuvier les divise en 7 ordres, à savoir : 1° les *nudibranches ;* 2° les *inférobranches ;* 3° les *tectibranches ;* 4° les *pulmonés,* qu'il subdivise en terrestres et en aquatiques ; 5° les *pectinibranches ;* 6° les *scutibranches ;* 7° les *cyclobranches.* Nous ne parlerons que des animaux que nous fournissent les *tectibranches* et les *pulmonés*, à cause de l'importance qu'on y a attachée, et nous ne dirons que quelques mots en passant des autres.

CHAPITRE II.

Des aliments tirés des gastéropodes.

§ I. — Tectibranches.

De l'APLYSIE (*Aplysia*, Rang). — Ce genre n'offre qu'une espèce qui, au dire de Lesson, dans son voyage autour du monde, sert d'aliment aux habitants des îles de la Société et surtout à ceux de Borabora (1). Cette espèce, *Aplysia Teremidi,* Rang, qui est très-abondante dans

(1) Sauder-Bung, *Hist. des aplysiens.*

ces parages, est mangée par les naturels, sous le nom de *Térémidi*, telle qu'elle est au sortir de la mer, et il faut que cet animal soit pour eux un mets bien succulent, car la nature pourvoit assez abondamment à leurs besoins pour que la nécessité ne les force pas à y recourir.

§ II. — PULMONÉS TERRESTRES.

De la LIMACE (*Limax*, Lam.).— Sa chair, plus coriace que celle des colimaçons, et son aspect repoussant, lui ont fait refuser les honneurs de la table; les Romains, à en juger par le silence de leurs auteurs, n'en mangeaient pas. Nous ne pensons point qu'on s'en nourrisse en Europe ou ailleurs, cependant deux passages, l'un de Brasavolus, l'autre de Lopez, font présumer que quelques peuples en mangeaient. Brassavolus, cité par Gesner et Aldrovande, raconte que les Ferrarois, qui allèrent avec Charles-Quint en Afrique lors de l'expédition de 1535, en virent manger aux habitants de Tunis, et qu'ils en rapportèrent même dans leur pays. Depuis cette époque, aucun de ceux qui ont visité cette partie de l'Afrique n'a fait pareille remarque. Lopez (1) écrit, qu'à la prise de la ville de Zenu, les Espagnols trouvèrent dans les maisons des paniers faits de palmier et remplis de graines, de *limaçons sans coquille* (*carocoles sin cascara*), de grillons, de langoustes sèches et salées, destinés à être portés par les marchands aux foires. Ce passage est confirmé par la citation qu'en fait Sloane en décrivant une limace qu'il figure (2), et qu'on pourrait rapporter à celle de Lopez.

De l'HÉLICE (*Helix*, Müll.). — Ces animaux furent très-recherchés des anciens, et les espèces d'hélices dont on trouve des descriptions

---

(1) Lopez de Gomera, *Hist. nat. des Indes Orient.*, liv. II, p. 69.

(2) Sloane, *Hist. de la Jamaïque*, t. II, p. 190.

dans Aristote, Pline, etc., peuvent se ranger en six classes, comme l'ont établi Férussac et Deshayes (1).

Dans la 1re classe, ces auteurs rangent le grand limaçon d'Aristote, qu'ils présument être l'*H. cincta* ou *lucorum*, et le grand limaçon d'Illyrie de Pline et Varron, qui probablement est le même que le précédent. Dans la 2e classe, on trouve des espèces qui sont sans doute notre *H. naticoides*. Ce sont le *cocalia* ou *coccalia* d'Aristote, les limaçons des Alpes liguriennes connus sous le nom de πωμάτια (2), ceux des Alpes maritimes et de Velitre, qui vivent sous terre, ceux d'Astypalée de Pline et Dioscoride, les cavatices des îles Baléares, les limaçons de Sardaigne, de Sicile, de Chio, de l'île de Caprée (3). La 3e classe renferme des limaçons qui paraissent se rapporter à notre *H. nemoralis*. Ces limaçons, dont parlent Dioscoride et Athénée sous le nom de *sesiles*, ne valent rien, suivant Pline; Caril dit qu'ils relâchent le ventre, comme tous ceux de petite espèce. La 4e classe se compose de limaçons paraissant se rapprocher de l'*H. carsoliana*, Fér., et des petits limaçons blancs du territoire de Reate. La 5e classe, formée de limaçons qui semblent appartenir à une espèce du genre agathine, comprend toutes les *solitanæ* de Varron et Pline, que les Romains prenaient en Afrique au promontoire du Soleil. Enfin, dans la 6e classe, sont rangées toutes les espèces qui offrent de grandes ressemblances avec nos *H. aspersa, vermiculata, melanostoma* et *lactea*, et qui sont les limaçons de Libye de Dioscoride, ceux d'Afrique, de moyenne grandeur de Pline et Varron, et enfin les gros limaçons, durs et sans sucs, de Sicile.

Les navires romains venaient habituellement sur les côtes de la Ligurie, de l'Espagne et de l'Afrique, en chercher des quantités considérables pour les vendre aux patriciens. Les consommateurs éta-

(1) Férussac et Deshayes, *Hist. nat. des moll. terr. et fluv.*

(2) Dioscoride, *Opera*, lib. II, chap. 11.

(3) Pline, *Hist. nat.*, lib. VIII, chap. 39, et lib. XXX, chap. 4.

blirent des escargotières où ils les nourrissaient avec du vin cuit, de la farine, et diverses plantes aromatiques ; ces parcs (1), situés dans des lieux humides, enclos de fossés ou de murs, furent inventés par Fulvius Hirpinus (2), qui parvint, à force de soins, à leur faire acquérir un volume extraordinaire. Les modernes marchèrent sur les traces des anciens. Ainsi, en Lorraine, en Franche-Comté, dans le Brabant, en Suisse (3), on construit à cet effet une petite enceinte en maçonnerie qu'on remplit de milliers d'escargots, et sur le Rhin et le Danube on voit des bateaux qui sont uniquement destinés au transport de tonneaux pleins d'hélices ; la ville d'Ulm fournit à elle seule quatre millions d'*H. pomatia* (4) par an, qui sont consommés dans les couvents d'Autriche. Suivant Valmont de Bomare, un commerce semblable se faisait, avant la Révolution, sur les côtes de l'Aunis et de la Saintonge, d'où on exportait tous les ans un nombre prodigieux d'*H. aspersa* aux Antilles ; en 1825, ce commerce avait beaucoup diminué, néanmoins on en exportait encore il y a quelques années. La consommation des escargots est fort considérable dans la Charente-Inférieure et la Gironde, le bas Languedoc et la Provence. La seule vente des hélices, dans l'île de Rhé, est estimée, terme moyen, à 25,000 fr. M. Moquin-Tandon, à qui nous empruntons ces détails (5), croit que cette somme est exagérée. Quoi qu'il en soit, l'usage alimentaire des limaçons est moins répandu qu'autrefois. On recherche principalement ces mollusques à la fin de l'hiver, car alors

(1) *Cochlearia* de Varron, *cochlearum vivaria* de Pline.

(2) « Il inuenta un pareil appast, pour les appaster, qui étoit fait de vin cuit, farine de blé et plusieurs autres choses, de sorte qu'es festins on ne faisait cas que des escargots de garenne. Aussi estoient si gros, par le moyen de l'appast qu'on leur donnoit, qu'ordinairement on en eût fait entrer quatre-vingts quadrats d'eau en chaque coquille, selon que dit Varro. » (Pline, lib. IX, chap. 56.)

(3) Schrœnius, *Syntagma de rebus rusticis et œconomicis*.

(4) Da Costa dit que cette espèce fut naturalisée en Angleterre, dans le comté de Surrey, dans le XVIIe siècle, par Ch. Howard, esq.

(5) Moquin-Tandon, *Hist. nat. des moll. terr. et fluv. de France*.

ils ont meilleur goût. Blainville dit que l'on doit préférer les escargots qui habitent dans des lieux élevés. On assure que ces animaux conservent le goût des plantes qu'ils ont mangées, c'est sans doute à cette nourriture que les limaçons de certains pays doivent leur réputation. On doit toujours choisir les colimaçons adultes et les faire jeûner quelque temps (en les tenant enfermés dans des pots, des tonneaux) avant de s'en servir, puis on les lave plusieurs fois dans de l'eau vinaigrée pour leur faire rendre une partie de leur mucosité et les débarrasser des matières qui les souillent. On prépare les hélices de bien des manières, les plus communes sont : la cuisson sur des charbons ardents, dans un four, dans la poêle, puis on les mange avec du sel ou on les fait sauter dans du beurre; la cuisson dans l'eau avec quelques aromates, et on les assaisonne avec les condiments les plus actifs, tels que jambon, anchois, poivre, voire même de l'ail, du piment; de cette façon on obtient un mets qui est fort recherché dans nos provinces méridionales, mais qui néanmoins se digère difficilement.

Les escargots présentent une chair assez coriace que Peyrilhe dit être fort analogue à celle de tortues; cette chair est fade, visqueuse, insipide, à moins qu'ils n'aient été nourris de plantes aromatiques. Au temps où vivait Champier, on ne les mangeait qu'en carême, et encore, pour les gens riches, on déguisait leur insipidité en les faisant frire enfilés de brochettes d'argent, ou on en faisait des pâtés fortement assaisonnés. Il est probable que les potages à l'escargot, dont parle Gontier au XVIIe siècle, étaient, suivant la mode du temps, surchargés d'aromates (1). Outre ces préparations, les voyageurs parlent de certains peuples qui boucanent les hélices; cette préparation doit rendre leur chair encore plus indigeste. Tous les escargots ne présentent pas la même chair; ainsi, dans le Midi, l'*H. vermiculata*, la *mourgueta* du Languedoc est très-estimée, mais

---

(1) Goutier., *Exercit. hygiast.*, lib. x, cap. 17.

l'*H. aperta* ou *tapada* des Provençaux lui est bien préférable à cause de sa grande délicatesse. Comme l'*H. aperta,* dit M. Lecoq (1), l'*H. tristis* est fort bonne : « L'animal est un mets très-tendre et très-succulent; il n'a qu'un seul inconvénient, c'est d'être tellement rare qu'on ne le mange jamais, et je dois conserver le témoignage unanime de toutes les personnes qui étaient alors à l'*hôtel de l'Europe,* à Ajaccio, auxquelles j'ai pu faire goûter cette nourriture aussi précieuse que les cervelles d'autruche des gastronomes romains. »

A Montevideo on mange de grandes quantités d'*H. lactea* (2), espèce naturalisée en cet endroit par les colons venus des Canaries, qui avaient voulu avoir constamment sous la main un des mets favoris de leur pays; et il est probable que, dans le Chili, l'usage des colimaçons serait plus répandu, si l'on n'avait pas l'habitude tous les ans de brûler la campagne.

§ III. — Pulmonés fluviatiles.

De la navicelle (*Navicella,* Lam.). — Une seule espèce de ce genre, la *Nav. porcellana*, Linn., est usitée à l'Ile de France, à cause de sa taille, ainsi que les grosses *néritines*. Elles servent de nourriture à la classe pauvre; les nègres vont détacher cette navicelle des rochers et la mangent bouillie, ils l'emploient aussi à faire des bouillons pour les malades (3).

§ IV. — Pectinibranches.

On trouve dans cet ordre : 1° la *purpura lapillus*, Linn., toutes les littorines et le *turbo rudis* qu'on mange sur nos côtes sous le nom de

---

(1) Lecoq, *Obs. sur l'hist. tristis* (in *Journ. conchyl.,* 1851).

(2) A. d'Orbigny, *Voy. dans l'Amér. merid.,* t. Ier, chap. 3.

(3) Recluz, *Catal. des navicelles* (in *Journ. conchyl.,* 1850), et Blainville, *Dict. des sc. nat.*

vigneau, et que l'on vend depuis quelques années à la mesure dans Paris. C'est un aliment d'assez bon goût, que nous rapprochons des crevettes (*palamon serratus*). A Rennes, et surtout dans l'Ille-et-Vilaine, où on en fait, à ce que nous a assuré M. Bréhier, une grande consommation, on les mange avec des beurrées.

2° Le geure NATICA, Adan., qu'on mange dans le Midi.

3° Le BUCCIN ONDÉ (*Buc. nudatum*, Linn.), que l'on recherche sur nos côtes de la Manche, en Angleterre, et dans quelques autres contrées de l'Europe.

4° Les ROCHERS (*Murex*, Lam.). Quoique ce genre renferme quelques espèces édules, c'est à peine si nous le citons à cause de sa chair des plus coriaces.

§ V. — SCUTIBRANCHES.

De l'HALIOTIDE (*Haliotis*, Linn.). — Sa chair est dure, et malgré cela elle est assez recherchée à Toulon où on la vend à la douzaine. C'est un aliment de grande ressource pour les habitants des côtes (Adanson), qui, en temps de famine, la boucanent ou la font sécher au soleil pour s'en nourrir ou la vendre aux gens de l'intérieur des terres qui la font cuire avec de l'eau de riz ou de mil.

§ VI. — CYCLOBRANCHES.

Des PATELLES (*Patella*, Linn.). — Sur nos côtes de la Méditerranée, de la Manche et de l'Océan et sur celles de Corse, on mange cru un certain nombre d'espèces; c'est un aliment complétement insipide.

Des OSCABRIONS (*Oscabrion*, Linn.). — Personne jusqu'à ce jour n'avait parlé des oscabrions comme aliment. Dans ces derniers temps, un malacologiste distingué de Paris, M. Crosse, dans un voyage qu'il fit en Corse, ayant pris un certain nombre d'*Oscabrion siculus*, Gray, y goûta, et il nous a assuré que ces animaux étaient aussi durs et aussi fades que les patelles.

CHAPITRE III.

Des médicaments tirés des gastéropodes.

§ I. DE LA LIMACE. — Sous les Romains, cet animal jouissait d'une grande réputation ; c'était une panacée universelle. Il nous suffira de citer les préparations les plus en renom à cette époque pour qu'on puisse en juger ; hâtons-nous de dire qu'aujourd'hui elles sont avec juste raison abandonnées ; et que la seule propriété dont jouisse la limace est d'être un médicament émollient.

Pline vante contre la céphalalgie un cataplasme fait avec des limaces hachées et pilées qu'on applique sur le front, ou leur limacelle renfermée dans un sac en peau de chien suspendu au cou du malade contre la fièvre quarte (1). En Italie, du temps d'Helwig (2), on croyait beaucoup à la vertu de ce remède. Pline conseille encore les granulations calcaires des *Arions* contre les maux de dents, et de les pendre dans une amulette au cou des enfants pour faciliter la dentition. Galien ordonne, dans l'odontalgie, de mettre dans la dent cariée une limacelle broyée, et de boucher le trou avec de la cire. Contre la dysentérie, le naturaliste de Rome recommande de prendre cinq limaces d'Afrique, de les brûler avec le poids d'un demi-denier d'acacia, et d'avaler deux cuillerées de cette cendre dans du vin de myrthe avec pareille quantité d'eau chaude. A l'extérieur, la limace n'était pas moins employée. Sa cendre était préconisée contre

---

(1) Pline, *loc. cit.*; Cardan, *de Malo recent. med. usu.*

(2) *Dissert. ossiculorum limacum usus in febribus.*

un foule d'affections telles que taies, ulcères atoniques, hydrocèle des enfants (1), épistaxis. Gesner assure que la *limace rouge* (*arion rufus*, Fér.), coupée par morceaux et macérée dans du sel, laisse exsuder un liquide qui a été employé comme résolutif sur les verrues et les engorgements goutteux, et pour remédier à la chute du fondement.

L'hygiène elle-même s'empara des limaces, car on trouve un passage dans Pline où il est dit que ces animaux servaient aux dames romaines pour adoucir et blanchir la peau, pour faire disparaître les éphélides; que ces mêmes bêtes séchées au soleil sur des tuiles, pilées, réduites en poudre et mélangées à leur poids de farine de fèves, forment un excellent cosmétique (2). Du temps de Mathiole, l'eau distillée de limaces servait aux dames pour donner à leur peau une blancheur extraordinaire.

§ II. Des Hélices. — Le genre helix a occupé une plus ou moins grande place dans la vieille matière médicale et formé la base d'un certain nombre de préparations pharmaceutiques que nous rangerons sous deux chefs :

1° *A l'extérieur*. Pilés avec leur coquille et mis sous forme de cataplasmes chauds, les limaçons passaient pour discussifs et résolutifs. Pline les recommande placés sur le front contre l'épistaxis, et attribuait l'effet produit non-seulement aux hélices, mais encore à la terre qui s'attache à leur coquille ; Galien, contre l'anasarque ;

(1) Marcellus Empiricus.

(2) Bertapallia et Gordonius donnèrent la formule de ce cosmétique perfectionné : mettre les limaces dans un pot de terre, les couvrir de sel fin, les baigner avec de l'eau de citron, puis fermer le vase et n'y point toucher qu'il ne se soit formé une espèce d'onguent avec lequel on se frotte la figure, qu'on lave ensuite avec de l'eau de fèves ou de son, ce qui la rend très-blanche (Gesner).

Wagner, contre les tumeurs goutteuses. D'autres enfin voulaient qu'on les plaçât sur la plante des pieds dans la fièvre maligne. Ambroise Paré conseille contre l'anthrax les cataplasmes suivants qui, dit-il, sont propres pour attirer la matière vénéneuse, et aider la nature à faire suppuration, lorsque la fluxion n'est pas grande.

♃ Radicis liliorum alborum, cæparum, fermenti	ãã	℥ β
Seminis sinapi, fimi columbini, saponis molli	ãã	ʒ j
Limaces cum testis		v j
Sacchari optimi, theriacæ et mithridatij	ãã	ʒ β

« Faites vn cataplasme, lequel sera appliqué vn peu chaud, et ie puis asseurer que d'icelui verras vn effet merueilleux pour suppurer et attirer la matière virulente du dedans au dehors. »

La mucosité fut aussi employée seule, et on la regardait comme souveraine contre la blépharite ciliaire et les maladies cutanées. M. G. Tarenne, dans sa Cochilopérie, dit qu'étendue sur la pelote d'un brayer, elle est propre à opérer le resserrement de l'anneau inguinal et à guérir les hernies commençantes (2 ou 300 colimaçons suffisent pour procurer en quelques mois une guérison complète?). La cendre résultant de l'incinération des hélices avec leur coquille était employée jadis, incorporée au miel, contre les éphélides.

2° *A l'intérieur*. On faisait avec l'animal des gelées, des sirops et des bouillons de colimaçons que l'on donnait comme adoucissant dans les affections catarrhales chroniques de l'appareil respiratoire, les toux spasmodiques, les catarrhes aigus (1). Le bouillon aqueux est si chargé de substance muqueuse, que par refroidissement il se prend en une gelée filante, souvent verte et plutôt muqueuse que gélatineuse ; en vertu de ses propriétés légèrement analeptiques, on

(1) Arnault de Nobleville et Salerne préféraient dans ces cas le petit-lait de limaçons, *in* suite à la *Mat. méd.* de Geoffroy.

le donnait dans la fièvre hectique, le marasme, la phthisie, pour en adoucir les symptômes. Boeler dit qu'atteint de marasme, il s'en est guéri en prenant ce décoctum aqueux associé à de l'eau de gruau et du bouillon d'écrevisse. J.-J. Zanichelli communiqua à Morgagni, sous le sceau du secret, une préparation que ce savant donnait à la dose de 3 onces, trois fois le jour, dans la ménorrhagie atonique, et dont voici la formule :

Pr. *H. carthusiana*, certaine quantité ; pilez avec la coquille, dans un mortier, avec une petite dose de violettes ; suspendez ce mélange dans une serviette et recevez ce qui s'en écoule dans un vase approprié (1).

La coquille, calcinée et pulvérisée, se donnait à la dose d'un scrupule à 1 demi-gros comme diurétique ; à la dose de 10 grains trois fois le jour, chez les enfants au-dessous de 2 ans, et six fois, à partir de cet âge jusqu'à 10 ans, dans la chorée et l'épilepsie. Goëlis, qui indique cette médication, l'a employée, dit-il, avec succès (2) ?

Aujourd'hui la thérapeutique a fait heureusement table rase, et n'a conservé que deux médicaments tirés des *H. aspersa* et *vermiculata*, et qui doivent toute leur efficacité au mucus et au soufre ; c'est à O. Figuier que nous devons ces deux médicaments, dont on a constaté les bons effets dans les bronchites et la phthisie au début (3). M. Fournier, pharmacien très-distingué de Paris, dans un travail inédit qu'il a bien voulu nous communiquer (4), a démontré que les hélices contiennent de 3 à 6 pour 100 de mucus et 3 pour 100 de soufre. Ce soufre existe à l'état de combinaison, dans une huile odorante soluble dans l'éther, et qu'on isole en broyant l'animal avec

---

(1) Morgagni, *de Sedib. et causis morb.*, epist. XLVII.

(2) In *Journ. de méd.* de Leroux, t. XXXI ; 1814.

(3) Ce sont la pâte et le sirop de limaçons ; voy. Formulaire de Bouchardat, 6e édit.

(4) *De la Composit. chim. des moll., considérée dans ses rapports avec leur emploi médical.*

du sucre. Cette huile fut nommée *hélicine* (1) par Figuier, qui lui attribuait une partie de l'efficacité obtenue dans le traitement des affections respiratoires par l'usage de ces mollusques. Outre ces principes, M. Frémy en a isolé une autre sulfurée qui contient jusqu'à 26 pour 100 de son poids de soufre; ce principe, très-soluble dans l'eau, abandonne complétement la chair pour suivre, avec l'huile de figuier, le mucilage qui dissout l'une et émulsionne l'autre. Ce mucilage à réaction alcaline, propriété qu'elle doit à la présence d'une petite quantité de carbonate de potasse, est soluble dans l'eau même, quand on l'a desséchée, mais ne conserve cette propriété qu'un certain temps (2).

§ III. De la paludine (*Paludina*, Lam.) et de la lymnée (*Lymnea*, Lam.). — M. Fournier, dans le mémoire ci-dessus mentionné, recherche si, à l'aide du parcage dans des eaux minéralisées artificiellement, il peut parvenir à faire absorber aux mollusques fluviatiles certaines substances minérales, telles que l'iode, le soufre, le phosphore, etc. ; il fut conduit à ces recherches par l'observation de quelques faits consignés dans son travail (3). Une série d'expérimentations le conduisit à ces conclusions :

---

(1) C'est à tort que, Figuier lui donne ce nom, qui appartient à un genre voisin des hélices, nous pensons qu'il serait utile de le changer pour éviter toute confusion. Cette huile, de nature complexe, est neutre au tournesol, ne renferme pas d'acides gras, et est composée, suivant M. Gobley, de cholestérine, de léthicine, de cérébrine, de traces d'oléine et de margarine.

(2) Gobley, *loc. cit.*

(3) Il a observé en comparant des lymnées prises les unes dans l'étang de Ville-d'Avray, les autres dans un ruisseau voisin, riche en fer et en iode, que les premières étaient quatre fois moins iodurées, et que la différence était insignifiante pour le soufre, dans les animaux des deux eaux. Dans d'autres expériences faites avec des paludines, planorbes et lymnées, prises d'une part dans un étang (lac d'Enghien) où il existe des sulfures produits par la réduction du sulfate de chaux, mis en présence de matières organiques en décomposition, et de l'autre dans un des canaux des environs de Paris (canal de l'Ourcq), il a remarqué que les mollusques de l'étang sont deux fois plus sulfurés que les autres.

1° Que la nature des eaux influe sur les animaux ;

2° Que plus un animal vit dans un milieu riche en principes minéraux, plus facilement il se les assimile ;

3° Qu'un animal mis dans des conditions artificielles, voisines de celles auxquelles sont soumises certaines eaux minérales naturelles, se conduit comme il le ferait dans une eau naturelle. M. Fournier se propose de rechercher, dans un second mémoire, combien les mollusques soumis à ses expériences exigeront de temps pour s'acclimater dans les différentes eaux avec lesquelles il expérimente.

Mais, si son travail offre beaucoup d'intérêt au point de vue où il s'est placé, il ne nous en présente pas moins, par son tableau comparatif, de richesse des mollusques en mucilage, iode, soufre et phosphore, que nous publions avec son assentiment. Quant au phosphore, cet auteur n'en a trouvé jusqu'à présent que dans le système nerveux.

Mucilage.	Iode.	Soufre.
1° Paludine,	1° Lymnée,	1° Lymnée,
2° Lymnée,	2° Paludine	2° Paludine,
3° Hélice,	et hélice,	3° Hélice,
4° Planorbe.	3° Planorbe.	4° Planorbe.

M. Fournier termine son mémoire par la formule d'un saccharolé et d'un sirop préparé au moyen de la mucosité des lymnées et paludines. Nous donnons ici sa formule, renvoyant à son travail pour le *modus faciendi*.

Saccharolé de paludines ou de lymnées.		Sirop de paludines.	
℞ Chair de paludines.	500 p.	Saccharolé..........	1 kilogr.
Eau.............	4000	Sucre aromatisé......	2 —
Sucre.............	8000		
F. s. a.			

CHAPITRE IV.

Des gastéropodes considérés comme poisons.

§ I. De l'aplysie (*Aplysia depilans*, Gmel.). Elle répand une odeur nauséabonde assez analogue à celle de l'écorce verte des jeunes pousses de sureau. Les anciens lui attribuaient des propriétés malfaisantes, capables de donner la mort, qui s'exerçaient non-seulement sur ceux qui en avaient mangé la chair ou bu l'infusion, mais même sur ceux qui l'avaient touchée. Sa vue, dit-on, faisait avorter les femmes, car Pline leur conseillait, pour éviter pareil accident, de porter attachée autour de leurs bras une aplysie mâle desséchée. Le conseil de Pline pourrait peut-être réussir si l'on pouvait s'emparer d'un mâle ; mais malheureusement, chez ces animaux, les sexes sont réunis sur le même individu. Voici, en peu de mots, le tableau des accidents mortels que cause l'aplysie tels que nous les montre Paul d'Égine : peau livide, plombée, à odeur de poisson ; face tuméfiée, yeux enflammés, dégoût pour les aliments et surtout pour les poissons (1) ; appétence pour les crabes et surtout pour les écrevisses ; vomissements bilieux à odeur de marée, mêlés de sang ; selles muqueuses violacées, ictère, dysurie, dyspnée, toux sèche, accès d'hémoptysie, gonflement des parties génitales, et enfin la mort arrive au milieu de coliques les plus vives et de vomissements les plus affreux. Nous ne parlerons pas plus longtemps de ces dangers imaginaires dont l'aplysie est bien innocente ; disons qu'aujourd'hui la science a dit son dernier mot par l'organe des Poiret (2), des Bosc et des Cuvier, qui, les uns ont touché, les autres disséqué des aply-

---

(1) Scribonius Largus, *de Composit. medicament.*, Aetius, *Tetrabib.*, serm. XIII, cap. 53.

(2) Poiret, *Voy. en Barbarie*, 1789.

sies sans avoir jamais éprouvé aucun accident. Rang pense que les seuls dangers que puissent causer les aplysies consistent dans des nausées ou des vomissements qu'il regarde comme occasionnés par l'odeur qu'exhalent ces animaux.

§ 2. De l'hélice. — Les animaux de ce genre ne sont nullement par eux-mêmes un poison pour l'homme, mais ils peuvent le devenir quand ils se sont nourris de substances vénéneuses. Nous pensons que les observations d'empoisonnement par les hélices qui vont suivre sont trop importantes pour que nous les écourtions; aussi allons-nous les rapporter telles que nous les offre le Dr Fontaneilles (1), qui les tenait de M. Rossi :

« C. Ziglioli, âgée de 34 ans, de Casuigo, canton de Gandino, mangea à dîner, le 24 mai 1813, trois escargots cuits entiers, et qui avaient été pris, le 18 du même mois, dans un fossé; au bout d'une demi-heure, elle eut des vertiges, avec nausées et soif ardente; la figure devint rouge, gonflée; elle sentit de la démangeaison par tout le corps. Une heure après, il parut sur le dos et le ventre des taches rouges, les extrémités devinrent froides et presque paralysées, l'amaurose et le délire emphatique se déclarèrent. Dans cet état, M. Ziglioli fut appelé; il lui fit prendre une solution de tartre stibié, ce qui provoqua un vomissement abondant, qui entraîna une partie des animaux mangés. Tous les symptômes diminuèrent dans cette journée; mais cependant, à la moitié de juin suivant, cette femme se plaignait encore de froid et de faiblesse dans les jambes, la démangeaison à la peau n'avait pas encore entièrement cessé; cependant, en juillet, elle commença à jouir d'une parfaite santé.

« Dans la partie montueuse du département du Serio, dit M. Rossi, les empoisonnements par les escargots sont fréquents et souvent mortels. Depuis bien du temps, le vulgaire attribuant leurs qualités véné-

(1) In *Ann. clin. de Montpellier,* 1817. Les limaçons sont très-friands des solanées viruges, de digitale, etc.

neuses à quelque plante, et curieux de le vérifier, M. Rossi se porta sur les lieux où les trois escargots avaient été pris. Il observa dans ce fond humide et dans d'autres lieux incultes voisins, de la *belladone* et de la *ciguë vireuse*, qu'il cueillit. Il avait chez lui un petit nombre de limaçons qu'il avait achetés. Une partie de ces escargots fut mangée et ne causa aucun accident ; les autres furent mis dans une boîte et couverts avec des feuilles de belladone et de ciguë. Le lendemain, il fut surpris de voir qu'ils avaient mangé toute la belladone et une partie de la ciguë. Il voulut s'assurer, d'après le cas observé par Ziglioli et par d'autres, si des hélices nourries avec de tels poisons, et données, au bout d'un certain temps, à quelque animal domestique, conserveraient encore la faculté d'empoisonner, étant même privées du tube digestif ; aussi, au bout de cinq jours, après les avoir nourries de ces feuilles, il enleva le tube digestif à cinq d'entre eux, les fit cuire dans un vase de terre et manger à un jeune chat, tandis qu'à un autre il donna cinq limaçons auxquels il avait laissé les intestins. Une heure après, le premier chat commençait à miauler, à se tordre ; ses yeux s'allumèrent ; sa langue, rouge et sèche, sortait de sa gueule ; il fut saisi de mouvements convulsifs, dans lesquels il expira au bout d'un quart d'heure. Le second chat ne donna pendant trois heures aucun signe de souffrance ; il le renferma dans un endroit pendant une demi-heure, devant s'absenter ; en rentrant, on lui dit qu'il venait d'expirer dans les convulsions avec des cris épouvantables.

« M. P. Davilli, médecin à Monte-Lupones, ayant appris par la voix publique et par l'expérience que les escargots recueillis dans les lieux où croissent les genêts acquièrent quelquefois des qualités vénéneuses, publia le fait suivant :

« Le 3 juillet 1813, Ricitelli, âgée de 52 ans, mangea à son dîner sept escargots cuits en sauce ; son fils, âgé de 22 ans, en mangea à peu près trente. Une heure après, la mère eut de vives douleurs à l'épigastre, avec tendance au vomissement ; elle éprouvait une sensation de froid qui, de la pointe des pieds se répandait dans tout le corps, et fut saisie d'un tremblement qui augmenta au point de ne pouvoir se tenir debout; les vertiges, le trouble de la vue et une sueur froide, parurent peu après. Au bout d'un heure, elle vomit ce qu'elle avait mangé, sans que les accidents diminuassent. Les mêmes symptômes ne parurent chez le fils que *deux heures après l'ingestion des limaçons*. Davilli, appelé huit heures après, les trouva tous deux habillés, étendus sur le lit avec un aspect cadavérique, mouillés d'une sueur froide, ayant la voix éteinte; le pouls de la mère était insensible, celui du fils filiforme; les muscles du ventre étaient fortement contractés. Il prescrivit du punch, qui calma les symptômes et produisit pour la nuit un sommeil paisible. Le lendemain, les trouvant très-faibles, il leur fit prendre du café contenant une liqueur alcoolique. Dans l'après-midi, ils furent tous deux rétablis » (1).

De l'étude de ces faits, nous pensons que l'on pourrait tirer un grand profit pour l'administration de certains médicaments qui répugnent par leur saveur ou leur odeur, telle est par exemple la valériane, etc. En outre, comme les plantes narcotico-âcres, vénéneuses pour l'homme, ne le sont pas pour ces animaux, il nous semble que l'on pourrait utiliser dans ce but les hélices; aussi nous serions d'avis qu'on établît des escargotières dans lesquelles on jetterait des *helix pomatia* et *aspersa*, et qui contiendraient chacune une espèce vénéneuse de la famille des solanées, et on les y laisserait un temps déterminé. Cela fait, on rangerait ces hélices dans deux séries : la première serait analysée pour voir si la partie active de la plante

(1) Cette observation de Davilli est assez curieuse, mais malheureusement peu concluante, car les genêts ne passent pas pour des végétaux vénéneux. Il est très-difficile de comprendre comment des escargots qui ont vécu sur un de ces arbrisseaux ont pu y contracter des propriétés réellement toxiques.

aurait été modifiée par le travail de la digestion, ce que nous croyons fermement, d'après l'observation des transformations que subissent la chair musculaire, l'amidon, le sucre, dans notre économie; la seconde série serait destinée à l'expérimentation, et on rechercherait la forme pharmaceutique sous laquelle il serait plus convenable d'administrer ces animaux.

Nous sommes persuadé que l'on pourrait tenter quelques essais à ce sujet, et nous serions heureux d'apprendre que l'idée que nous émettons, quelque incomplète qu'elle soit, ait rendu quelques services.

LIVRE QUATRIÈME.

ACÉPHALES (CUVIER).

CHAPITRE Ier.

Zoologie.

§ Ier. CARACTÈRES. — Corps ordinairement court, comprimé, enveloppé tout entier dans le manteau, adhérant à la coquille par deux ou trois muscles cylindriques placés à chaque extrémité, servant à rapprocher les valves de la coquille. Manteau embrassant tout l'animal et doublant intérieurement la coquille, ouvert dans le sens des valves, et présentant en avant deux ouvertures, l'une anale, l'autre trachéale; chez certains acéphales, ces ouvertures sont allongées en forme de trompe. Tête nulle, mais une bouche sans dents, cachée dans le fond ou entre les replis du manteau, souvent munie de chaque côté d'une paire d'appendices labiaux. Point d'yeux, pied abdominal, vertical, plus ou moins gros, servant à la natation, et plus fréquemment à la reptation. Organes respiratoires branchiaux, peu variables dans leur forme et leur position. Cœur symétrique, à deux oreillettes séparées par un ventricule, situé au-dessus du tube digestif. Pas d'accouplement ni même de rapprochement, chaque individu se suffisant à lui-même. Pas d'organe mâle, mais un organe sécrétoire (glande génitale), qui remplit à la fois les fonctions du testicule et de l'ovaire. Sperme ressemblant à un liquide laiteux plus ou moins épais et plus ou moins transparent.

Coquille. Toujours extérieure et formée de deux pièces ou valves (dans un petit nombre de cas, quelques pièces accessoires); ou nulle, mais alors remplacée par un manteau beaucoup plus épais.

La plupart des acéphales sont marins, quelques-uns fluviatiles.

§ II. Classifications. — Les acéphales, qui sont presque aussi nombreux que les gastéropodes et qui se distinguent facilement des autres mollusques par leur organisation, leurs formes spéciales et par le nombre des pièces de la coquille, ont été divisés par Cuvier en deux ordres.

1er ordre. *Acéphales testacés,* qui renferment les ostracés, les mytilacés, les bénitiers, les cardiacés et les enfermés.

2e ordre. *Acéphales sans coquilles*, composés des animaux isolés et des animaux composés.

CHAPITRE II.

Des aliments tirés des acéphales.

A. Acéphales testacés.

§ I. — Ostracés.

De l'huître (*Ostrea,* Lam.).—C'est un de nos aliments les plus délicats et les plus estimés. Qui ne sait combien les huîtres de l'Hellespont furent recherchées des Grecs, et surtout combien elles furent en honneur chez les Romains qui les classèrent suivant leurs qualités : en première ligne, ils placèrent celles du lac Lucrain (1), puis vinrent ensuite celles de Brindes, de Tarente et de Téracine. Lorsqu'ils

(1) *A lucro dictus,* dit Charles Estienne, à cause de la grande pêche qu'on y faisait. Ce lac, qui est à 60 ou 80 pas de la mer, y fut autrefois réuni par les ordres

eurent conquis la Grande-Bretagne, ils firent venir à grands frais les huîtres qui vivaient sur ces côtes, et, par sensualité, ils les frappaient de glace; quoiqu'ils les mangeassent crues, ils les faisaient aussi cuire et les assaisonnaient avec le *garum* dont Pline nous a laissé la recette (1). Ce garum, dont il existait une infinité d'espèces, est une sauce qu'on obtenait en faisant subir un commencement de putréfaction à des intestins et des débris de poissons saupoudrés de sel, on recueillait le liquide, *sanies putrescentium,* qui s'en écoulait, on y joignait des aromates et on le combinait au vin, au vinaigre, ou à l'huile, etc. Cette liqueur noire, d'un aspect repoussant et d'une odeur infecte, était un stimulant digestif très-énergique qu'on payait aussi cher que les parfums les plus rares (2).

De nos jours, les huîtres sont aussi recherchées, mais si le secret d'Apicius pour conserver les huîtres fraîches et leur faire franchir de grandes distances est resté jusqu'ici un secret pour nous, nous avons perfectionné l'art de les rendre meilleures, et le hasard vient, dans ces dernières années, de nous prouver que, sans aucun procédé, ces animaux peuvent se conserver un certain temps hors de l'eau, et qu'ils sont encore aptes à la reproduction (3). Les huîtres

---

d'Auguste, qui le fit communiquer aussi avec l'Averne. Suétone dit qu'on en avait fait un port qui était déjà connu par ses huîtres.

«Nuptiæ videbant ostreas lucrinas,» dit Varron.

Concha lucrini delicatior stagni,

a dit Martial.

(1) Pline, *Hist. nat.*, lib. XXXI, cap. 7.

(2) Unguentum fuerat, quod onyx modo parva gerebat
Nunc postquam olfecit papilus, ecce garum est.
(Martial.)

(3) M. Hamon, dans un été très-chaud, alla de Cancale à Rochefort; il laissa à Nantes une manne d'huîtres qu'il avait entamée. Son voyage dura dix-sept jours; en repassant par Nantes, il retrouva ses huîtres vives, fraîches et saines, quoi-

les plus recherchées aujourd'hui viennent des côtes de la Normandie, et sont fournies par l'Huître commune (*Ostrea edulis*, Linn.) et ses variétés, l'*Huître pied de cheval* (*Ostrea hippopus*), qui est moins estimée que la précédente; cette huître, dont Gmelin a fait une espèce distincte, n'offre pas des caractères assez tranchés pour motiver le rang d'espèce auquel on l'a élevée, et du reste nous pensons que si cette huître était différente de l'edulis, il eût été impossible d'obtenir avec elle et l'huître commune des hybrides, comme en a observé M. Lafosse à la Hogue; aussi persistons-nous à ne regarder l'Hippopus que comme une variété de grande taille de l'huître ordinaire. Mais ce ne sont pas les seules huîtres dont on fasse usage, ainsi nous trouvons en Corse l'*Ostrea Cyrnusii*, qui est tellement abondante dans l'étang de Diane, qu'elle permet à ceux qui la pêchent d'en exporter pour des sommes considérables dans plusieurs villes d'Italie. Dans nos colonies, on mange l'*H. gasar* (*Ost. parasitica*, Gmel.), qui vit fixée par groupes aux mangliers. Il est encore d'autres espèces dont on fait usage en Amérique, mais nous n'avons pas de renseignements assez précis pour en parler.

Pour avoir de bonnes huîtres, il faut les choisir arrivées de la nuit, de moyenne grandeur, que leur chair soit blanche, ferme, froide, que leur manteau soit épanoui, que l'intérieur des valves soit formé d'une couche calcaire, solide, claire, lisse, et qu'il contienne une assez grande quantité d'eau limpide, sans odeur et agréablement salée; que l'animal oppose une grande résistance quand on ouvre ses valves. Les huîtres de bonne qualité sont en général d'une digestion facile, mais peu nutritives, surtout quand on les mange crues, aussi voit-on des personnes qui en mangent des quantités considérables sans en souffrir, et qui, après pareille ingestion, dî-

---

qu'elles eussent passé ce temps hors de l'eau dans un panier; il en rapporta même une partie à Cancale pour compléter l'expérience, il les plaça dans un parc où elles prospérèrent (*Agricult. parisien.*, 1852, p. 346).

nent comme si de rien n'était. On les assaisonne souvent avec du poivre, du jus de citron, du verjus ou du vinaigre, quelquefois même on les recouvre d'échalote écrasée. On s'est occupé de savoir s'il était utile de boire du vin en mangeant les huîtres; quoique Pourfour du Petit s'y oppose, nous pensons que le vin blanc, pourvu qu'il soit légèrement acidule, facilite leur digestion. L'huître se mange encore cuite, mais, dans cet état elle est moins recherchée, car la coction, condensant son albumine et la rendant moins digestive, exige une plus grande dépense de suc gastrique; aussi, pour parer à ces inconvénients, est-on obligé de lui associer des condiments âcres, énergiques. Il est encore un autre mode de préparation que l'on fait subir à l'huître pour paraître sur nos tables comme hors-d'œuvre; nous voulons parler de l'huître marinée. On plonge les huîtres dans l'eau bouillante, puis on les enferme dans de petits barils de bois remplis d'une saumure composée d'eau, de vinaigre, et d'aromates. Au moment de les servir sur table, on les arrose d'huile d'olive ; sous cette forme, elles ont un goût particulier qui n'est nullement celui de de l'huître fraîche, mais elles sont très-indigestes, aussi ne peut-on en manger que peu à la fois.

Sous le rapport de l'hygiène, l'huître est un des meilleurs analeptiques, et Save en était tellement persuadé, qu'il proclamait ce mollusque le plus sain et le plus alibile des aliments; en effet, sous un petit volume, cet animal fournit beaucoup de substances assimilables qui n'exigent pas grand travail de la part de l'estomac.

De l'*Huître verte*. — L'huître ordinaire n'est jamais verte dans la mer; elle n'acquiert cette couleur que par son séjour dans des parcs particuliers appelés *claires* (1). Elle est très-recherchée sous cet état, à cause de son goût particulier ; ses qualités alimentaires sont les mêmes que celles que nous avons exposées dans le chapitre précé-

(1) G. de la B..., *Dissert. sur les huîtres vertes de Marennes.*

dent : aussi nous nous contenterons de parler des diverses opinions émises sur les causes de cette coloration verte.

Valmont de Bomare dit que cet état est dû au parcage des huîtres dans des réservoirs bordés de verdure. Cette hypothèse est erronée, car les huîtres ne vont nullement paître, comme Valmont le donne à penser, et, du reste, qui ne sait que ces animaux vivent immobiles dans le lieu où ils se sont fixés. Dans un mémoire sur ce sujet, Gaillon conclut que c'est à un infusoire, qu'il dénomma *vibrio ostrearius*, qu'est due la couleur des huîtres et celle des parcs. Cette opinion fut reproduite aussi par Bajot; mais malheureusement cet infusoire n'a jamais été vu que par Gaillon : aussi doutons-nous fort de son existence. D'autres auteurs avancent que c'est au sol qu'appartient le principe colorant, opinion que tendent à confirmer l'analyse comparative des terres prises dans les claires et les parcs ordinaires, et les expériences de la commission de pisciculture de La Rochelle de 1853. M. G. de la B... (1) dit que cette coloration résulte du concours de plusieurs causes : 1° la situation des claires qui reçoivent un mélange d'eau douce et d'eau salée ; 2° une température modérée, l'action du soleil et du vent de N.-E. ; 3° le mode d'administration de ces claires. D'autres, parmi lesquels nous citons M. Coste (opinion à laquelle nous nous rangeons), pensent que cette couleur est due à un ictère ou à une maladie du foie, dont la sécrétion exagérée teindrait en vert le parenchyme des branchies (2). Dans un mémoire sur le même sujet, M. Valenciennes écrivit que cette matière verte est une substance animale distincte de toutes les substances vertes organiques connues, due à un état particulier de la bile, qui fournirait alors une substance colorante qui se fixerait par assimilation sur le parenchyme des deux appareils lamellaires de l'huître, par endosmose.

---

(1) G. de la B..., *loc. cit.*

(2) *Voy. d'explor. sur le littoral de la France et de l'Italie*, etc.

STATISTIQUE DE LA CONSOMMATION DES HUÎTRES DANS PARIS.

Dans l'état actuel, les claires de Marennes fournissent annuellement 50 millions d'huîtres, dont le prix moyen est de 3 fr. le 100, ce qui représente environ 2 millions de francs. On les expédie dans toutes les villes du midi de la France et à l'étranger ; Paris en consomme nne très-petite quantité, car on leur préfère en général les huîtres de Normandie, qui sont en si grande quantité, que, bon an mal an, il en figure sur nos marchés pour 1 million et quelques mille francs.

De l'ANOMIE (*Anomia*, Brug.). — Ce genre, qui vit fixé sur les corps submergés ou sur les bancs d'huîtres, est assez recherché ; cependant son usage n'est limité qu'aux ports de mer. Sur le littoral de la Méditerranée, on mange l'anomie crue, et beaucoup de personnes même la préfèrent à l'huître, dont elle a d'ailleurs toutes les qualités et la délicatesse ; à La Rochelle, les pêcheurs en consomment beaucoup de cuites, et ils nomment l'anomie *éclair*, à cause de sa phosphorescence. Nous avons souvent mangé des anomies que nous prenions sur des huîtres, et nous n'hésitons pas à leur donner la préférence, à cause de la finesse de leur chair. Ce genre nous offre plusieurs espèces qui sont toutes édules (1).

Du PEIGNE (*Pecten*, Brug.). — Les animaux de ce genre se mangent sur nos côtes ; leur chair, d'un beau jaune, est plus nourrissante et plus délicate que celle des huîtres, quoique indigeste. On les mange crus, et, dans cet état, c'est une nourriture assez désagréable, à cause de son goût de marée très-prononcé ; en général, on les préfère cuits. Pour cette opération, on détache l'animal de sa coquille, puis on le laisse dans sa valve inférieure, entouré de beurre, mie de

(1) Voy. le liv. v, p. 65.

pain et fines herbes, et on le fait cuire. Les espèces que l'on mange le plus, à cause de leur grande taille, sont les *Pect. maximus* et *jacobæus;* leur chair est assez dure et bien inférieure à celle des peignes de moyenne taille. A Paris, on consomme peu ces animaux; cependant on voit de temps en temps quelques rares jacobæus sur nos marchés. En Italie, en Espagne, dans le Portugal, en Corse, et sur tout le littoral nord de la Méditerranée, on en consomme de grandes quantités; les Grecs et les Romains en mangeaient beaucoup et les faisaient figurer dans leurs repas de cérémonie.

De l'ARCHE (*Arca*, Lam.). — Ce genre nous fournit deux espèces édules. L'*Arche de Noé* (*A. Noæ,* Linn.) vit dans la Méditerranée, la mer Rouge, etc.; sa chair, voisine de celle de la moule, se mange en hiver, crue ou frite, avec de la mie de pain et du persil, dans l'huile. En été, on doit éviter de s'en nourrir, car à ce moment, qui est celui de sa ponte, son ovaire gonflé d'œufs la rend d'une âcreté insupportable. A Toulon, cette espèce, ainsi que l'*Arche barbue* (*A. barbata,* Linn.), se vendent au marché à la douzaine; à Tarente et dans d'autres points de l'Italie, les pêcheurs en consomment beaucoup de crues; les Arabes, limitrophes de la mer Rouge, les mangent aussi de la même manière (Forskaël). Adanson dit qu'à l'embouchure du Niger, les nègres pêchent une arche qu'ils nomment *fagan* (*A. senilis,* Linn.), dont ils font une grande consommation.

§ II. — MYTILACÉS (Cuvier).

De la MOULE (*Mytilus,* Linn.). — Son usage remonte fort loin, car du temps d'Athénée on en consommait beaucoup, et l'on recherchait de préférence celles d'Ephèse qui étaient les plus délicates; les Romains ne les dédaignèrent pas, et Martial nous apprend qu'on les servait sur les tables des riches, qui les mangeaient aussi bien crues que cuites. Du temps de Quinquerain de Beaujeu (1), les moules

(1) Quinquerain, *de Laudibus provinciæ.*

étaient peu recherchées en Provence, car il dit à leur sujet qu'on n'aurait pas osé les servir sur une table honnête. Aujourd'hui la moule est un des aliments les plus usités maintenant, surtout en France, où, dans certains endroits (1), elles sont l'objet d'un commerce considérable et une source d'aisance pour les mytiloculteurs; car un bouchot bien peuplé fournit à lui seul annuellement une récolte de *soixante à soixante-quinze mille kilogr.* de moules, et d'une valeur de *deux mille à deux mille cinq francs ;* d'où il suit que dans la baie de l'Aiguillon la récolte de tous les bouchots réunis s'élève de *trente à trente-sept millions de kilogr.* de moules qui, sur le marché, donnent un revenu brut de *un million à douze cent mille francs par an* (2). Ces mollusques ainsi élevés dans les bouchots sont plus grands et bien plus délicats que ceux qui vivent dans l'état de liberté.

La moule étant devenue, vu l'abondance des récoltes et la modicité de son prix, l'alimentation journalière de la classe pauvre, se vend durant toute l'année ; mais il est une période durant laquelle sa chair est plus tendre et plus grasse qu'en tout autre temps, c'est du mois de juillet à janvier. De la fin de février à fin d'avril, les moules deviennent laiteuses durant toute la période des mois *sans air* ou *sans* R (les deux se disent). La chair des moules est tendre, fort délicate, mais de difficile digestion; aussi de tout temps les médecins furent-ils d'accord pour en défendre l'usage aux femmes nerveuses, et surtout aux gens dont l'estomac est débilité par une cause quelconque. On la mange communément cuite et assaisonnée de diverses manières, notamment à la poulette, à la maître-d'hôtel, etc.; d'autres fois on la fait cuire avec quelques condiments énergiques, tels que ail, échalote, moutarde, verjus, jus de citron, etc. Malgré ces précautions, la difficulté qu'offre la moule à l'action gastrique n'est pas

---

(1) Dans la baie de l'Aiguillon, à Tarente.

(2) Coste, *loc. cit.*

détruite entièrement. On prépare aussi avec ce mollusque des bouillons; nous citons encore une préparation des plus réfractaires à l'estomac, c'est l'usage de faire frire les moules pour les servir comme ingrédients dans certains mets.

De l'ANODONTE (*Anodonta*, Brug.), vulg. moule d'eau douce. — En 1668, Gontier écrivait que dans le Lyonnais et le Foretz, les paysans en mangeaient; sa chair fade a un goût de vase si prononcé que, malgré les condiments les plus forts, on éprouve de la répugnance à s'en nourrir; aussi Athénée l'appelait-il moule de chien. Malgré tous ses défauts, l'anodonte peut, dans certains temps de disette, offrir une ressource, car quoique d'une grande dureté, on peut la manger sans craindre d'avoir, à la suite de son ingestion, la fièvre, comme l'ont avancé sans preuves Gontier et Rondelet.

De la MULETTE (*Unio*, Brug.). Ce qui a été dit de l'anodonte se rapporte aussi à la mulette; cependant la *M. perlière U. margaritifer* est assez recherchée des paysans des environs du Mont Saint-Michel (Bréhier) qui la font cuire quelque temps dans l'eau bouillante pour l'attendrir puis frire dans du beurre, et versent dessus avant de la manger un filet de vinaigre.

§ III. — CARDIACÉS.

De la BUCCARDE (*Cardium*, Linn.). — Ce genre se trouve dans toutes les mers connues, près des rivages. Le *sourdon* ou *coque* (*C. edule*, Linn.) existe en grande abondance sur nos côtes du Poitou, dans la Manche et la Méditerranée. On le pêche en toute saison, mais surtout l'hiver; c'est un animal dont la chair peu délicate offre le goût de l'huître, avec cette restriction qu'il est moins tendre. Depuis plusieurs années on en voit de temps à autre à Paris à la Halle. C'est un aliment utile pour la classe pauvre à cause de son prix peu élevé. On le mange cru, mais bien plus souvent cuit et assaisonné comme les moules; aux environs du Mont Saint-Michel, les coquetiers (pêcheurs de coques) mettent sur leurs tables un fourneau recouvert d'une plaque de fer brûlante sur laquelle ils font cuire ce cardium. Ch. Nodier, dans sa *Fée aux miettes*, n'a pas omis, en parlant des habitudes normandes, de dire quelques mots des coques.

B. rustique, C. rusticum, Linn.— Cette espèce se trouve sur les côtes des Deux-Siciles, à 15 pieds de profondeur; on la drague au moyen de râteaux de fer. On la mange cuite dans l'huile avec de la mie de pain et des herbes aromatiques.

De la MACTRE (*Mactra*, Lam.).— On mange la plupart des mactres crues ou cuites; on rejette seulement la *Mactre poivrée, Mactre piperata*, Gmel., à cause de son goût âcre et de la sensation de brûlure qu'elle cause dans la bouche.

§ IV. — ENFERMÉS (Cuvier).

Du SOLEN, Lam., vulg. manche à couteau.—Ce sont des animaux d'un goût analogue à celui des moules.

De la PHOLADE (*Pholas*, Linn.). Ces animaux semblent avoir été recherchés des Romains, car le temple de Jupiter Serapis, à Pouzzoles, parait leur avoir servi de réservoir. Ce genre fournit des espèces qui ont la propriété d'être phosphorescentes et de sécréter une liqueur âcre. Une seule espèce, le *dail, Ph. dactylus*, est consommé à La Rochelle et en Provence; sa chair tendre, d'une saveur agréable, se mange cuite.

B. ACÉPHALES SANS COQUILLES.

De l'ASCIDIE (*Ascidia*, Linn.), vulg. outre de mer.— Elle nous offre quatre espèces: 1° l'*Asc. brune* (*Asc. rustica*, Linn.). Les anciens, qui ne connaissaient que cette espèce, l'estimaient beaucoup et la mangeaient confite dans du vinaigre avec de la menthe verte, ou crue assaisonnée de vinaigre. Au temps de Belon, on la vendait dans les poissonneries quand elle avait le volume d'un œuf de poule. Dans le midi de la France on la consomme crue comme l'huître, dont elle a le goût, ou frite. 2° L'*Asc. rape, Asc. rapa,* Brug. Les habitants de Dombey et des côtes du Pérou, parages où elle est très-commune, en enfilent un grand nombre par le milieu du corps et les vendent au marché, ou bien les conservent ainsi après les avoir desséchées, pour s'en nourrir quand bon leur semble. 3° L'*Asc. cannelée, Asc. phusca,* Cuv., se mange sur les côtes de la Méditerranée, assaisonnée avec un acide végétal ; 4° l'*Asc. sillonnée, Asc. microcosma,* Cuv., vulg. vichet. On en mange l'intérieur cuit avec du jus de citron ou du vinaigre.

CHAPITRE III.

Des médicaments tirés des acéphales.

Nous ne dirons que fort peu de choses au sujet de ces animaux, la thérapeutique ayant rejeté de son domaine des substances qu'elle a reconnu n'être d'aucune utilité.

De l'huître. — Sa réputation fut aussi grande autrefois qu'elle est presque nulle de nos jours; cependant, parmi la foule de recettes que nous ont laissées les auteurs, nous ne parlerons que de celles où cet animal nous semble avoir réellement quelques vertus.

Suivant Oribase et Aetius, les huîtres sont laxatives ; aussi tous les médecins qui ont suivi les conseillent-ils aux hémorrhoïdaires. Ce n'est pas à l'animal seul qu'il faut rapporter l'honneur de cette propriété mais plutôt à l'eau qui l'imprègne et qui est contenue dans sa coquille, eau qui est composée des mêmes sels que ceux que nous trouvons dans l'eau de mer, et qui excitent la contractilité de la tunique musculeuse de l'intestin. En vertu de cette propriété légèrement excitante, les huîtres sont un aliment analeptique, reconstituant, que l'on donne avec avantage dans la convalescence des maladies longues, lorsque l'estomac, délabré par une diète rigoureuse, a perdu une partie de son énergie; dans la scrofule et ses diverses manifestations, dans le rachitisme, dans les affections scorbutiques, dans les affections chroniques du poumon parvenues à leur dernière période; mais c'est surtout dans la phthisie que l'huître doit être plus particulièrement employée pour combattre le marasme et rendre les souffrances des malades plus supportables. La facilité avec laquelle nous digérons l'huître la fait employer encore dans un grand nombre d'affections, telles que la diarrhée colliquative, les appétits bizarres et les vomissements incoercibles de la grossesse qui conduisent tant de femmes au tombeau.

L'eau de l'huître convient dans les dyspepsies de la chlorose et agit comme les eaux de Seltz et de Vichy. Bodin l'administrait à la dose de 5 à 6 cuillerées par jour, dose qu'il élevait progressivement jusqu'à 1 litre dans les dégénérescences squirrheuses du tube digestif; mais il est plus probable que ce praticien avait plutôt affaire à des engorgements qu'à un état squirrheux.

Les huîtres furent aussi employées comme toniques par Paul d'Égine contre les ulcères, et M. G. de la B..... nous raconte que les amareilleurs de Marennes s'en servent aussi contre les ulcères variqueux des jambes. Dans l'anthrax et le charbon A. Paré conseillait des cataplasmes d'huîtres dont il nous a laissé la formule: «Pr. huîtres auec leurs coquilles et leur eau, et les pilez et appliquez dessus: *Tels animaux ainsi appliqués sedent la douleur et esteignent la grande ferueur et inflammation et attirent à merueille le venin pestiféré.*

De la coquille des acéphales. — Nous réunissons sous ce même chef tout ce qu'on a écrit sur leurs coquilles, car ce qui a été dit de l'une se rapporte également à l'autre. Ici nous retrouvons encore Pline qui les vante avec emphase comme très-efficaces dans le ténesme, les ulcérations de la vessie. Vient ensuite Nunès, qui, dans son *Diæteticon*, les conseille dans l'anaphrodisie. A la fin du siècle dernier, Maréchal de Plancoët publiait un mémoire pour prouver leurs propriétés antilyssiques, et Lemery affirmait que, calcinées, elles sont apéritives, détersives, dessiccatives, stomachiques, etc. Ces coquilles entraient dans le fameux lithontriptique de Mlle Stéphens. Aujourd'hui la thérapeutique a rejeté ces substances auxquelles on a refusé leurs prétendues vertus, et si toutefois on est tenté d'y recourir, ce ne serait que pour la chaux qu'elles contiennent.

De la nacre et des perles. — La nacre qui nous est fournie, surtout l'Avicule merle perle, était employée dans les officines sous plusieurs formes dont nous citons les principales: on la donnait à la dose de 6 à 24 grains, unie à 8 fois son poids de nitrate de potasse, sous le nom de *nitre perlé* dans les fièvres graves ; sous celui de *nacre de perles préparée* on vendait un fard qui n'était uniquement que de la nacre pulvérisée ; cette nacre entrait encore dans la composition de la poudre pectorale et de l'emplâtre styptique de l'ancienne pharmacopée de Paris.

Les perles, dont la réputation fut grande auprès des médecins romains et arabes, s'employaient réduites en poudre comme substances absorbantes, cordiales, et on les donnait à la dose de 6 grains à un demi-gros dans les affections pestilentielles, les maladies dues à l'inoculation des venins animaux, dans la diarrhée, etc. Aujourd'hui on leur préfère l'eau de chaux, qui a le double avantage d'être moins chère et d'une action plus certaine. Nous terminons en disant que les perles entraient dans la confection alkermès et dans la poudre diarrhodon.

CHAPITRE IV.

Des acéphales considérés comme poisons.

De l'HUÎTRE. — Les aliments les meilleurs et dont on use journellement peuvent, dans certaines conditions, acquérir des qualités délétères et causer des accidents d'autant plus fréquents qu'ils font depuis plus longtemps partie de l'alimentation des peuples. C'est ce qu'on observe avec les huîtres dont on mange des quantités si considérables, puisqu'en prenant Paris seulement pour exemple, nous voyons qu'on en consomme annuellement environ pour un million et quelques mille francs. Ces animaux peuvent accidentellement produire des troubles assez sérieux qui heureusement ne sont que rarement mortels ; cependant il s'en faut de beaucoup que ces accidents soient aussi communs que ceux que l'on observe à la suite de l'ingestion des moules et qui du reste offrent presque constamment les mêmes symptômes ; aussi ne dirons-nous que fort peu de chose au sujet des huîtres, nous réservant de traiter un peu plus longuement de ces troubles quand il sera question des moules. Les empoisonnements dus aux huîtres, rares à Paris, sont assez communs sur les bords de la mer ; ils frappent ordinairement des individus isolés, ainsi qu'on le remarque avec les moules ; cependant parfois ils règnent pour ainsi dire d'une manière épidémique, comme le prouvent les recueils scientifiques. Zandyck, médecin de marine, nous raconte que les huîtres qui causèrent les accidents qu'il observa à Dunkerque en 1818 provenaient d'huîtres de la Hougue, en Normandie, d'où on les avait fait venir au commencement de septembre ; une partie avait été livrée immédiatement à la consommation sitôt son arrivée dans cette ville et le reste expédié à Lille, Douai et en Belgique.

Les huîtres délétères se présentent sous plusieurs aspects dont nous décrirons avec Zandyck deux types : 1° chez les unes on remarque que le manteau et les lames branchiales sont très-rétractées sur le corps de l'animal, ce qui leur donne un aspect insolite qui prévient peu en leur faveur, et que leur eau, quoiqu'en aussi grande quantité que chez les huîtres saines, offre un goût saumâtre des plus prononcés et dépose sur les valves un sédiment abondant ; 2° chez les autres le manteau est normal, les branchies sont étendues comme d'ordinaire ; en un mot, rien dans l'aspect extérieur ne fait soupçonner des qualités délétères ; mais l'eau est plus salée que d'ordinaire, moins chargée de particules hétérogènes, et offre un goût et une saveur toute particulière.

Quant aux causes, comme elles sont à peu de chose près les mêmes que celles de l'empoisonnement par les moules, nous en parlerons plus loin ; cependant disons à l'avance que le frai des astéries ne leur imprime pas comme aux moules des qualités vénéneuses. Cela tient peut-être à ce que les huîtres rejettent en totalité ce poison, ou à ce qu'elles n'en contiennent que des traces à peine sensibles (1). Les symptômes que l'on observe après avoir mangé des huîtres délétères siégent plus particulièrement dans le tube digestif ; ils consistent le plus ordinairement tantôt dans un embarras gastrique intense, dans de violentes coliques, dans du ténesme, d'autres fois dans des superpurgations très-douloureuses et dans quelques accidents légers (2) du côté du système nerveux. Pour le traitement, comme il est le même que pour les moules, nous renvoyons à la fin de cet essai. Outre ces accidents, les huîtres en causent d'autres d'une plus sérieuse gravité ; mais hâtons-nous de disculper ces animaux de ce méfait, et de prouver qu'ils sont dus aux

(1) Zandyck assure que ce n'est que par son eau que l'huître cause des accidents.

(2) John Clarke rapporte l'histoire de plusieurs femmes récemment accouchées qui furent affectées de convulsions éclamptiques pour avoir mangé des huîtres en abondance.

ostréoculteurs cupides. En effet, les huîtres vertes ne possèdent jamais cette couleur au sortir de la mer, mais elles ne l'acquièrent que par suite d'un long séjour dans les eaux des claires; aussi les marchands de mauvaise foi, sachant combien les huîtres vertes sont recherchées, et ne voulant pas perdre de temps à les faire verdir, n'ont pas craint, pour leur donner une couleur factice, d'employer des sels de cuivre (1). Heureusement que l'État veille de près pour prévenir de pareils malheurs, et nous pensons que grâce à lui, et surtout aux peines infligées par l'art. 302 du Code pénal, les marchands ont renoncé à cette fraude infâme; du reste si l'on se trouvait en présence de pareils accidents, il faudrait recourir de suite au traitement de l'empoisonnement par le cuivre.

Moules. — De tout temps on a observé des accidents causés par ces animaux, et il ne se passe pas d'années sans qu'on en rencontre quelques-uns à Paris; cependant, malgré la fréquence de ces empoisonnements, l'étiologie laisse encore beaucoup à désirer. Nous allons pour le démontrer faire l'historique rapide des causes que l'on a invoquées pour expliquer ces accidents. Les uns, avec Burrows, ont accusé les moules d'être le siége d'une altération générale ou particulière résidant dans leur tube digestif ou dans le foie, et qui apparaît régulièrement tous les ans de mai à fin août. Selon Beunie, elles ne sont vénéneuses que parce qu'elles se nourrissent de frai d'astéries. Il étaye son opinion sur l'observation d'un empoisonnement qu'il eut à combattre chez un médecin de ses amis, qui, parmi les matières vomies, rendit une astérie de 3 lignes de long, et sur les expériences qu'il fit avec ces rayonnés sur des chiens, le résultat qu'il tira de ses expérimentations fut : 1° que ce frai cause des accidents bien plus graves quand il est ingéré cru que cuit; 2° qu'appli-

---

(1) Voy. l'art. *Huître*, in *Dict. des sc. méd.*, t. VI, et in *Nat. cur. ephemerides*, 1719; l'observation de Rosinus Lentilius, *de Ostreis quædam.*

qué sur la peau dénudée ou non, il y détermine du gonflement avec sensation vive de brûlure, engourdissement et rougeur érythémateuse (1). D'autres enseignèrent ensuite que les moules ne sont jamais malfaisantes par elles-mêmes, mais que cela tient à ce qu'elles vivent sur des rochers sous-marins métalliques ou à base de baryte. Quelques-uns ont pensé que les moules ne sont dangereuses que parce qu'elles habitent au milieu de fucus narcotiques ; enfin des naturalistes ont essayé d'expliquer cet empoisonnement en accusant de ce méfait un petit crabe bien innocent, le *cancer pinnotheres*, Linn. assez commun dans les moules qu'Albert le Grand avait déjà incriminées, suivant Behrens, sous le nom de *Nauphilius concharum hospes*. Nous passerons sous silence la pomme de mancenillier dont Chisholm et J. Clarke ont parlé, et la crasse de mer (méduse) qu'Orfila cite d'après Lamouroux. Enfin, dans ces derniers temps, ne sachant à quoi attribuer cet empoisonnement, on a pensé que cela pouvait tenir à des moules qu'on aurait prises sur les carènes en cuivre des vaisseaux : malheureusement deux choses viennent contredire cette opinion, qu'Orfila avait déjà combattue dans sa Toxicologie, dès 1818 ; c'est que les moules attachées aux vaisseaux sont en trop petit nombre pour pouvoir jamais entrer dans le domaine de l'alimentation, puis que les auteurs de cette opinion n'ont jamais assisté à la cueillette des moules, sans quoi ils n'auraient pas avancé pareille idée, qui, toute séduisante qu'elle paraisse au premier abord, laisse voir, quand on y réfléchit, son peu de solidité.

Pour nous, nous pensons que les causes de cet empoisonnement résident dans l'*alimentation des moules*, dans *une certaine altération qu'elles subissent par suite d'un trop long séjour hors de leur élément*, et enfin dans le *produit même de leur reproduction*. Il nous semble prouvé que le frai des astéries est suffisant pour causer des accidents

(1) Durondeau pense au contraire que ce frai est aussi dangereux cuit que cru pour l'homme.

sérieux, et probablement une partie de ceux qu'on observe à la suite de l'ingestion des moules. En outre, nous avons remarqué, lors de notre séjour à Dieppe en 1848, que les moules que nous avons mangées crues ou cuites, peu après les avoir cueillies nous-même, ne nous ont jamais causé le moindre trouble, et nous sommes persuadé que plus le temps qui se sera écoulé entre le moment de la pêche et celui où on consommera les moules sera long, plus il y aura de chances pour voir survenir des accidents. Enfin la dernière cause à laquelle nous attachons une grande importance est la ponte. Tout le monde sait que chez les moules, ainsi que chez les huîtres, les sexes sont réunis, et que vingt-quatre heures après la ponte, les embryons sont déjà munis de leurs valves; aussi nous croyons fermement que c'est à ces coquilles très-fragiles que sont dus les accidents limités au tube digestif, tandis que nous regardons les étoiles de mer comme causes des phénomènes sympathiques que l'on observe si souvent, et que nous ne mettons pas, comme l'ont fait Behrens, Mérat et de Lens, sur le compte de l'idiosyncrasie, terme d'une trop grande élasticité et dont on a trop abusé.

Lorsqu'on a le malheur de manger abondamment des moules vénéneuses (1), on éprouve d'abord une prostration accompagnée de malaise, d'inquiétude générale et de pesanteur à l'épigastre. Ces prodromes, qui surviennent, dans la majorité des cas, de deux à

---

(1) L'intensité des symptômes n'est nullement en rapport avec le nombre des moules ingérées, ils attaquent rarement plusieurs individus à la fois. Au mois de mai de cette année, nous avons donné des soins à Mme C....., qui d'ordinaire usait des moules sans en ressentir le moindre accident; cette dame, qui n'avait mangé que *quatre moules*, nous offrit une urticaire des plus étendues, une toux convulsive avec nausées, une dyspnée violente, sa face était cyanosée et couverte d'une sueur froide. Ces symptômes, qui duraient depuis une heure quand nous fûmes appelé, cédèrent dès que nous eûmes administré le tartre stibié. Une chose curieuse que nous avons remarquée, c'est que les accidents sont bien plus prononcés quand les malades n'ont mangé à leur repas uniquement que des moules.

quatre heures après l'ingestion des moules, durent environ une demi-heure, après quoi apparaissent les symptômes qui consistent dans un enchifrènement subit et intense, du larmoiement, une soif très-vive, une sensation de constriction très-pénible à la gorge, qui, dans certains cas, se termine par une angine gangréneuse, dans l'apparition d'une urticaire avec démangeaison extrême, dans un gonflement localisé à la tête et s'étendant à la langue, qui devient cramoisie ; alors la parole devient impossible. A ce moment, surviennent des douleurs fugaces dans la région lombaire, des nausées et des vomissements de matières ingérées, puis de matières fluides verdâtres, de l'anxiété précordiale (1), une dyspnée très-grande; la respiration est stertoreuse, et tous les signes d'une asphyxie imminente se présentent; le malade est en proie à du délire, à des accidents nerveux de toute sorte, tels que roideur tétanique, convulsions; le pouls devient petit, serré, fréquent; la peau se couvre de taches pétéchiales saillantes, puis d'une sueur froide visqueuse; alors il tombe dans le coma et meurt après trois ou quatre jours de souffrances. Cependant il s'en faut de beaucoup que cet empoisonnement ait toujours la marche que nous venons de décrire, cela ne s'observe que dans les cas les plus graves. Le plus ordinairement, les symptômes qu'on remarque sont légers et consistent dans une urticaire, des troubles digestifs, une légère dyspnée et quelques accidents nerveux peu intenses. Dans quelques cas épars dans les recueils scientifiques, on trouve des descriptions d'accidents singuliers; ainsi Mentzel parle de convulsions continuelles, Meïbomius de passions iliaques causées par les moules: Baukmanus cite l'observation d'une dame de Mecklembourg qui fut prise d'une grave métrorrhagie pour avoir mangé des moules vénéneuses.

---

(1) «Vidi enim non paucas matronas, virgines et infantes ex mytilorum esu «male se habentes, sentientes præcordiorum anxietates, sudores frigidos, lipo-«thymias, ventris, faciei et extremitatum intumescentiam, ita ut actum de earum «vita putasses» (Bauckmanus).

Le pronostic de cette affection, heureusement, n'est pas aussi grave qu'on le croirait de prime abord. La mort est l'exception, surtout si les remèdes appropriés sont administrés à temps; alors la guérison se montre rapidement, quoique l'engourdissement persiste encore quelques jours. Quant à l'anatomie pathologique, elle est encore à faire, les lésions trouvées dans les rares autopsies n'étant nullement concluantes.

Une foule de moyens préventifs ont été conseillés contre cette affection; ainsi Beunie veut qu'on passe les moules au feu, n'ayant jamais entendu dire, quoiqu'il s'en fût scrupuleusement informé auprès de plusieurs de ses confrères, que ces animaux aient été nuisibles lorsqu'on les avait rôtis, bouillis ou étuvés. Baster, Beunie et Orfila, Durondeau, assurent que ces mollusques assaisonnés avec du vinaigre (qu'ils regardent comme l'antidote le plus certain) (1), peuvent être mangés impunément. Hunster conseille de faire macérer pendant une heure dans une eau fortement salée les moules qu'on aura lavées au préalable avec grand soin; il assure que ce moyen détruit leur principe vénéneux, et il cite à l'appui de son dire l'exemple de plusieurs familles qui, depuis qu'elles suivent ce conseil, mangent impunément, depuis longues années, des moules, même pendant l'époque où elles sont suspectes. Les acides furent indiqués par Burrows et Virey, ce dernier regarde comme pouvant dans quelques cas être utiles les médicaments âcres, stimulants, et les substances aromatiques. L'éther, qui, dans les cas légers, rend de bons services, fut prôné par Dulong, Montègre, Orfila, etc.; puis comme succédanés de ce médicament, Winslow et Duméril conseillèrent les alcooliques et surtout le rhum et l'eau-de-vie. M. Bouchardat, qui regarde le cuivre comme cause principale des accidents des moules, administre l'eau albumineuse ou le fer réduit.

(1) Mme C....., dont nous avons déjà parlé, avait été empoisonnée par des moules dans lesquelles elle avait versé un filet de vinaigre; nous pouvons encore citer d'autres faits que nous avons observés qui viendraient corroborer celui que nous avons cité.

Traitement curatif. — La première indication à remplir consiste à faire vomir pour évacuer le plus vite possible les matières toxiques et enrayer les accidents. Nous pensons qu'il est plus prudent d'administrer d'abord du lait (1) pour préserver les parois de l'estomac de l'action du poison, puis de donner ensuite un éméto-cathartique pour chasser ce qui a pu passer dans les intestins. Une fois l'action du vomi-purgatif épuisé, on administrera, suivant l'état du malade, de l'éther à la dose de quelques gouttes à 3 grammes soit sur du sucre, soit dans une potion aromatique quelconque. Si le poison a séjourné quelques heures dans l'estomac et que le malade offre des signes de congestion à la tête, on se trouvera bien de la saignée qui, hors ce cas, est toujours nuisible, car elle hâte l'apparition du coma. Si les accidents nerveux sont intenses, on donnera l'opium; enfin si le malade tombe dans le coma, on lui appliquera de vastes sinapismes qu'on promènera sur l'épigastre, les cuisses, les jambes, en même temps qu'on lui administrera du café à haute dose. Quant à l'urticaire, il n'y a pas lieu de s'en préoccuper, elle disparaît très-rapidement et n'exige aucun traitement, quoique Chisholm conseille de la combattre par des lotions d'oxycrat, A la suite de ce traitement, les symptômes s'amendent, et au bout de cinq à six heures le malade est rétabli.

(1) Dans quelques cas le lait seul peut suffire à enrayer la marche de l'empoisonnement; témoins le fait de Bullock et la pratique suivie habituellement à l'hôpital Saint-Thomas, à Londres.

LIVRE CINQUIÈME.

LISTE DES MOLLUSQUES QU'ON MANGE EN EUROPE ET DANS D'AUTRES PAYS.

Céphalopodes.

OCTOPUS	*vulgaris*, Lam.; *Cuvieri*, *aculeatus*, *Sinensis* et *Fang-siao*, d'Orb.; Europe, Chine, Japon, Martinique, île Bourbon (Quillet, Bourayne).
ELEDONE	*moschatus*, Leach.: Europe et surtout en Italie.
PHILONEXIS	*tuberculatus*, d'Orb.; Méditerranée.
SEPIOLA	*Rondeleti*, Gesn.; *Japonica*, Téles.; Europe, Chine.
ROSSIA	*macrosoma*, d'Orb.; Italie.
SEPIA	*officinalis*, Linn.; *biscrialis*, *elegans*, Blainv.; *Sinensis*, d'Orb.; Europe, Chine, Martinique (Quillet).
LOLIGO	*vulgaris*, Lam.; *subulata*, Montf.; *Gahi*, d'Orb.; *brevis*, *Brasiliensis*, Blainv.; Europe, Brésil, Chili.
ONICHOTEUTHIS	*Lichtensteinii*, Fér. et d'Orb.; Nice.
OMMASTREPHES	*sagittatus*, *todarus*, *giganteus*, d'Orb.; Europe, Chili.
NAUTILUS	*Pompilius*, Lam.?

Gastéropodes.

APLYSIA	*Teremidi*, Rang.
PATELLA	*vulgata*, *cœrulea*, *pectinata*, Linn.; *ferruginœa*, Gmel.; *tessellata*, Müll.; côtes de Corse, de la Méditerranée, de l'Océan.

FISSURELLA	*Græca*, Linn.; *gibberula*, Lam.; *neglecta*, Desh.; à Toulon.
PILLOPSIS	*Hungarica*, Lam.; Cette, Toulon (Crosse).
ZONITES	*Algirus*, Montf.; France, Italie, Barbarie.
HELIX	*arbustorum*, *nemoralis*, *pomatia*, Linn.; *lactea*, *vermiculata*, *hortensis*, *aspersa*, *Pisana*, *ericetorum*, Müll.; *sylvatica*, *melanostoma*, *neglecta*, *cespitum*, *variabilis*, Drap.; *aperta*, Born.; *serpentina*, Fér.; *tristis*, Pfeiff.; France (Moquin).
NATICA.	Toutes les grosses espèces et surtout la *millepunctata*, Lam.; Provence (Crosse).
HALIOTIS	*tuberculata*, Linn.; côtes de la Bretagne, Sénégal.
TROCHUS	*zizyphinus*, *conulus*, *cinerarius*, Linn.; Toulon, côtes de la Manche.
TURBO	*rugosus*, Linn.; Toulon (Crosse).
LITTORINA.	Toutes les grosses espèces sous le nom de *vigneau*.
FUSUS	*lignarius*, Lam.; Toulon, Marseille, Cette.
MUREX	*brandaris*, *trunculus*, *erinaceus*, Linn.; Toulon.
PURPURA	*lapillus*, Linn.; Côtes de la Manche.
BUCCINUM	*undatum*, Linn.; côtes de la Manche; *mutabilis*, Linn.; Toulon, et surtout à Naples, où on en consomme de grandes quantités.

Acéphales.

ANOMIA	*ephiprium*, *cepa*, *electrica*, Linn.; sur nos côtes.
OSTREA	*edulis*, Linn.; *deformis*, Lam.; *hippopus*, Gmel.; sur nos côtes; *cochlear*, Lam.; en Corse; *Cyrnusii*, Payr.; en Italie; *parasitica*, Gmel.; dans les colonies d'Amérique.
LIMA	*squamosa*, *inflata*, Lam.; à Toulon.
PECTEN	*maximus*, *jacobœus*, *opercularis*, *varius*, Linn.; *glaber*, Lam.; sur nos côtes.

SPONDYLUS	*gœderopus*, Lam.; sur nos côtes, mais rarement.
CAMA	*Thaca*, Molina; au Chili (Molina).
ARCA	*Noe*, *barbata*, Linn.; Toulon.
PECTUNCULUS	*glycimeris*, *pilosus*, Linn.; *violacescens*, Lam.; Toulon.
MYTILUS	*edulis*, Linn.; *afer*, Gmel.; *galloprovincialis*, Lam.; en un mot, toutes les espèces du littoral de la France.
MODIOLA	*barbata*, Lam.; Provence (Crosse).
ANODONTA	*cygnœa*, *anatina*, Drap.; dans quelques endroits de France.
UNIO	*pictorum*, Cuv., rarement; *margaritifer*, Rossm. (Bréhier).
CARDITA	*sulcata*, Brug. (*praïre* en provençal); Toulon, Marseille.
ISOCARDIA	*cor*, Linn.; Provence.
CARDIUM.	Toutes les grosses espèces de l'Océan et de la Méditerranée, et surtout l'*edule*, Linn.
DONAX	*anatinum*, *trunculus*, Lam.; sur nos côtes, et *rugosa*, Linn.; au Sénégal.
VENUS.	Les grosses espèces qu'on mange à Toulon sous le nom de *cloovisse*.
CYTHEREA	*chione*, Lam.; sur toutes nos côtes, quelquefois à Paris.
MACTRA	*lutraria*, Gmel.; *stultorum*, Linn. (Crosse).
PSAMMOBIA	*vespertina*, Gmel.; Toulon.
SOLEN	*legumen*, *vagina*, *ensis*, *siliqua*, Linn.; sur nos côtes.
PHOLAS	*dactylus*, Linn.; à La Rochelle, sous le nom de *dail*.
ASCIDIA	*rustica*, Linn.; *microcosma*, Cuv.; à Toulon, Marseille, en Italie; *phusca*, Cuv.; en Grèce; *rapa*, Brug.; au Pérou.

Nous terminons ici par un résumé (d'après M. de Villeneuve) des produits malacozoaires comestibles fournis chaque année par le département des Bouches-du-Rhône, avec le taux de leur vente.

CÉPHALOPODES.	Poulpes	720 fr.
	Calmars	300
	Seiches	120
	Sépioles ou *sepiouns*	1,200
GASTÉROPODES.	Patelles ou *arapédos*, 40 quintaux à 40 fr	1,200
	Helix Pisana ou *limaçons*, 400 quintaux à 3 fr	1,200
	— aspersa ou *escargots*, 4,800 centaines à 0 fr. 25	1,200
	— vermiculata ou *limaces*, 9,600 centaines à 0,25	2,400
	Buccins, murex ou *petits bious*	300
	Triton variegatum, ranella reticularis ou *gros bious*, à 0,25 ou 0,50 la pièce	400
ACÉPHALES.	Moules ou *musclés* fournis par l'étang de Berre	25,000
	Buccardes ou *mourgués* à 0,10 la livre; 300 quintaux	3,000
	Venus decussata ou *cloouvissos de la Réserve*, à 0,75 la douzaine	5,250
	— autres espèces ou *cloouvissos communes*	6,000
	Pholas dactylus ou *dattes de mer*	400
	Ascidies ou *vioulets*; 5000 douzaines à 0,20 la pièce	1,000
	Total	275,290 fr.

BIBLIOGRAPHIE.

ADANSON, *Mollusques du Sénégal;* Paris, 1757.

AETIUS, *Contractæ ex veteribus medicinæ tetrabiblos;* Basle, 1542.

ALDROVANDE, *de Reliquis animalibus exsanguibus ;* Bononiæ, 1642.

ANDRY, *le Régime du carême considéré par rapport à la nature du corps et des aliments;* Paris, 1710. — *Traité des aliments du carême;* Paris, 1713.

Annuaire du Bureau des longitudes, 1829 à 1857 ; *consommation des huîtres dans Paris.*

ARISTOTE, *Histoire des animaux*, traduct. de Camus ; Paris, 1783.

ATHÉNÉE, *le Banquet des savants* (les Deipnosophistes), traduct. de Villebrune; Paris, 1789-1791.

BAJOT, *des Huîtres vertes et de la cause de leur coloration.* (*Ann. marit.*, n° 2; février 1821).

B..... (G. de la), *Dissertation sur les huîtres vertes de Marennes;* Rochefort, 1821.

BAUTZMANN, *Academiæ naturæ curiosorum ephemerides* (*Moules*); 1689.

BEHRENS (R.-A), *Dissertatio epistolaris de affectionibus a comestis mytilis*; Hannoveræ, 1735.

BEUNIE (J.-B. de), *Recherches sur les causes des accidents dus aux moules* (*Journ. de phys.*, 1779).

BLAINVILLE (Ducrotay de), plusieurs articles sur les mollusques (in *Dict. sc. nat.*; Paris, 1823). — *Manuel de malacologie et de conchyliologie*; Paris, 1825.

BONTIUS, *Historia naturalis et medica Indæ Orientalis*, lib. v; Amsterdam, 1658.

BOSC, *Histoire naturelle des coquilles, contenant leurs descriptions, mœurs, usages*, etc.; Paris, an X.

BOSQUILLON, *Médicaments fournis par les huîtres* (*Élém. de méd.* de Cullen); Paris, 1785.

BRACONNOT, *Analyse des limaces* (*Ann. de chim. et de phys.*, t. XVI; 1845).

BRUYERINUS, *de Re cibaria, omnium ciborum genera, omnium gentium moribus et usu probata complectentes* ; Lugduni, 1560.

BULLOCK (H.), *Empoisonnement par les moules* (*The London medical gazette*, octobre 1836).

BURROWS (G.), *An account of two cases of death from eating mussells;* London, 1815.

CARDAN (J.), *de Malo recentium medicorum medendi usu;* Parisiis, 1565.

CHARLET, *Empoisonnement par les moules* (*Gaz. de santé,* 21 mars 1813).

CHEVALLIER (A), *Dictionn. des altérations et des falsifications des substances alimentaires, médicamenteuses,* etc.; Paris, 1852.

CLOQUET (H.), *Faune des médecins;* Paris, 1822.

COSTA (E.-M. Da), *Historia naturalis testaceorum Britanniæ*; Londini, 1778.

COSTE, *Voyage d'exploration sur le littoral de la France et de l'Italie,* etc.; Paris, 1855. — *Rapport sur les moyens à employer pour produire sur les côtes de l'Océan des huîtrières artificielles* (*Monit. univers.*, 27 juin 1858).

D.-T.-V.-T., *Théâtre des merveilles de l'industrie humaine;* Rouen, 1598.

DEMANGEON, *Empoisonnement par les moules* (*Gaz. de santé,* mars 1812).

DENYS DE MONTFORT, *Histoire naturelle des seiches, poulpes,* etc.; Buffon de Sonini; Paris, an VIII.

DIOSCORIDE, *de Animalibus venenatis,* lib. III; Parisiis, 1516.

D'ORBIGNY (père), *Histoire des parcs ou bouchots à moules des côtes de l'arrondissement de La Rochelle*; La Rochelle, 1847.

D'ORBIGNY (Alcide), *Voyage dans l'Amérique méridionale*; Paris, 1835-1847. — *Céphalopodes acétabulifères;* Paris, 1835-1848. — *Recherches sur les lois qui président à la distribution géographique des mollusques côtiers marins* (*Ann. sc. nat.,* 1845).

D'ORBIGNY (Charles), *Dictionn. d'hist. nat.*; Paris, 1845.

DULONG, *Empoisonnem. par les moules* (*Gaz. de santé,* octobre 1812).

DUREAU DE LA MALLE, *Observations sur des huîtres hybrides,* etc. (*Agricult. paris.,* 1852).

DURONDEAU, *Moules* (mém. Acad. de Bruxelles, 1773).

FÉRUSSAC (d'Audebard de) et DESHAYES, *Histoire naturelle des mollusques terrestres et fluviatiles;* Paris, 1849-1851.

FIGUIER, *Note sur les limaçons comestibles* (journal *la Presse,* 28 février 1857).

FISCHER, *Note sur les limaçons comestibles;* Bordeaux, 1852.

FODÉRÉ, *Empoisonnement par les moules* (*Traité de méd. lég.,* etc.; Paris, 1813).

FONTANEILLES, *Empoisonnement par les hélices* (*Ann. clin. de Montpellier,* 1817).

FORBES, *Observations sur la distribution topographique des mollusques marins* (*Ann. sc. nat.,* 1845).

FOURNIER (E.), *De la Composition chimique des mollusques, considérée dans ses rapports avec leur emploi médical* (manuscrit communiqué par l'auteur).

G....., *Empoisonnement par les huîtres* (in *Observ. sur l'Italie et les Italiens,* données, en 1764, sous le nom de deux gentilshommss suédois; Paris, 1774).

GAILLON, *Cause de la coloration des huîtres et sur les animalcules qui servent à leur nutrition* (*Act. Acad. sc. de Rouen*, 1820, et *Mém. Soc. linn. du Calvados*, 1824).

GALIEN, *Huîtres comme médicaments* (*Medic. coll.*, lib. II ; Venetiis, 1586).

GOBLEY, *Recherches chimiques sur le limaçon de vigne*; Paris, 1858.

GOELIS, *Traité de l'épilepsie par les coquilles d'escargots* (*Journ. méd.-chirurg.* de Leroux ; Paris, 1814).

GRATELOUP, *Essai sur la nourriture et les stations botaniques et géologiques des mollusques terrestres et fluviatiles* ; Bordeaux, 1857.

HELWIG (J.), *Dissertatio ossiculorum limacum usus in febribus* ; 1674.

HIPPOCRATE, *des Maladies des femmes*, t. II, traduct. de Gardeil ; Toulouse, an IX.

LAIR (A.), *Mémoire sur la pêche, le parcage et le commerce des huîtres en France* (*Dict. d'hist. nat.* de Déterville, 1803).

LAMARCK et DESHAYES, *Histoire des animaux sans vertèbres* ; Paris, 1835-1845.

LECOQ, *Observations sur l'helix tristis* (*Journ. conchyl.*, n° 2 ; Paris, 1851).

LEMERY (L.), *Traité des aliments* ; Paris, 1755. — *Dictionnaire univers. des drogues simples* ; Paris, 1723.

LIGNEVILLE, *Colimaçons comestibles* (*Illustration*, 3 juillet 1858).

LOPEZ DE GOMERA, *Histoire générale des Indes orientales et terres neuves qui jusqu'à présent ont été découvertes* ; 1577.

MÉRAT et DE LENS, *Dictionn. de matière médic., thérapeut.*, etc. ; Paris, 1832.

MERCIER DU PATY, *Mémoire sur les bouchots à moules* (*Rec. académ.* ; La Rochelle 1750).

MISSON, *Nouveau voyage en Italie* ; La Haye, 1702 (*Accidents dus aux huîtres*).

MITCHILL, *Observations sur l'histoire naturelle et économique des mollusques acéphales qu'on mange aux environs de New-York sous le nom de clam* (*Amer. journ. of scienc. and arts*, février 1826).

MOLINA, *Essai sur l'histoire naturelle du Chili*, trad. par Gruvel ; 1789.

MOQUIN-TANDON, *Histoire naturelle des mollusques terrestres et fluviatiles de France* ; Paris, 1855.

MULLER (O.-Fr.), *Vermium terrestrium et fluviatilium historia*, etc. ; Lipsiæ, 1773.

NOBLEVILLE et SALERNE, *Histoire des animaux* (suite à la *Mat. med.* de Geoffroy ; Paris, 1756).

Ordonnances sur la vente des huîtres (in *Bulletin des lois*, fructidor an II et an X).

ORFILA, *Traité de toxicologie* ; Paris, 1818 (*Empoisonnement par les moules*).

PARÉ (Ambroise), *OEuvres complètes* ; Parisiis, 1582.

PASQUIER, *Essai médical sur l'huître* ; Paris, 1818.

PÉRON, *Voyage de découverte aux terres Australes* ; Paris, 1807-1816.

Phipson, *Essai sur les animaux domestiques des ordres inférieurs*; Bruxelles et Paris, 1857.

Pline, *Histoire du monde*, trad. de A. du Pinet; Paris, 1622.

Pourfour du Petit, *An inter edendum ostrea meri potus?* 1745.

Py, *Mémoire sur l'usage immodéré et intempestif des moules et des huîtres* (*Mém. de la Soc. méd. de Lyon*, 1810).

Quinquerain de Beaujeu, *de Laudibus provinciæ*; Parisiis, 1551.

Recluz, *du Goût des limaces pour les champignons* (*Rev. zool.*; Guérin; Paris, 1841), et *Catalogue des navicelles* (*Journ. conchyl.*; Paris, 1850).

Rosinus Lentilius, *Empoisonnement par les huîtres* (*Acad. nat. cur. ephem.*, cent. 7 et 8; 1719).

Sainte-Marie, *De l'Huître et de son usage comme aliment et remède*; Lyon, 1827.

Sander-Rang, *Histoire naturelle des aplysiens*; Paris, 1828.

Save, *An ostreum crudum esca saluberrima?* 1689.

Scribonius Largus, *de Compositione medicamentorum*, lib. LVI; Basiliæ, 1529.

Tarenne, *Cochliopéric*; Paris, 1808.

Thouvenel, *Mémoires sur les substances médicamenteuses ou réputées telles du règne animal*; Bordeaux, 1778.

Tudescq, *Précis de la topographie médicale de la ville de Cette* (*Journ. méd.-pharm.-chirurg.* de Van Helmont, mai 1788).

Valenciennes, *des Causes de la coloration des huîtres vertes* (*Compt. rend. de l'Acad. des sc.*; Paris, 15 février 1841).

Vérany, *Mollusques de la Méditerranée*; Gênes, 1851.

Villeneuve (le comte de), *Statistique du département des Bouches-du-Rhône*; Marseille, 1821.

Virey (J.-J.), *Considérations générales sur les aliments tirés de diverses classes du règne animal, et leurs influences sur le corps humain* (lues à la Société de médecine de Paris le 7 messidor an VII). — *Comparaison des nourritures des anciens avec celles des modernes* (*Bulletin de pharm.*, 1813).

Wohlich (G.), *Dissertatio de helice pomatia et aliquibus aliis huic affinibus animalibus e classe molluscorum gasteropodum*; Wiceburgi, 1813.

Zandyck, *Observation sur les accidents causés par les huîtres* (*Journ. univers. des sc. méd.*, t. XIV; 1819).

TABLE DES MATIÈRES.

10

LIVRE QUATRIÈME.

ACÉPHALES (Cuvier).

LIVRE CINQUIÈME.

LISTE DES MOLLUSQUES QU'ON MANGE EN EUROPE ET DANS D'AUTRES PAYS.

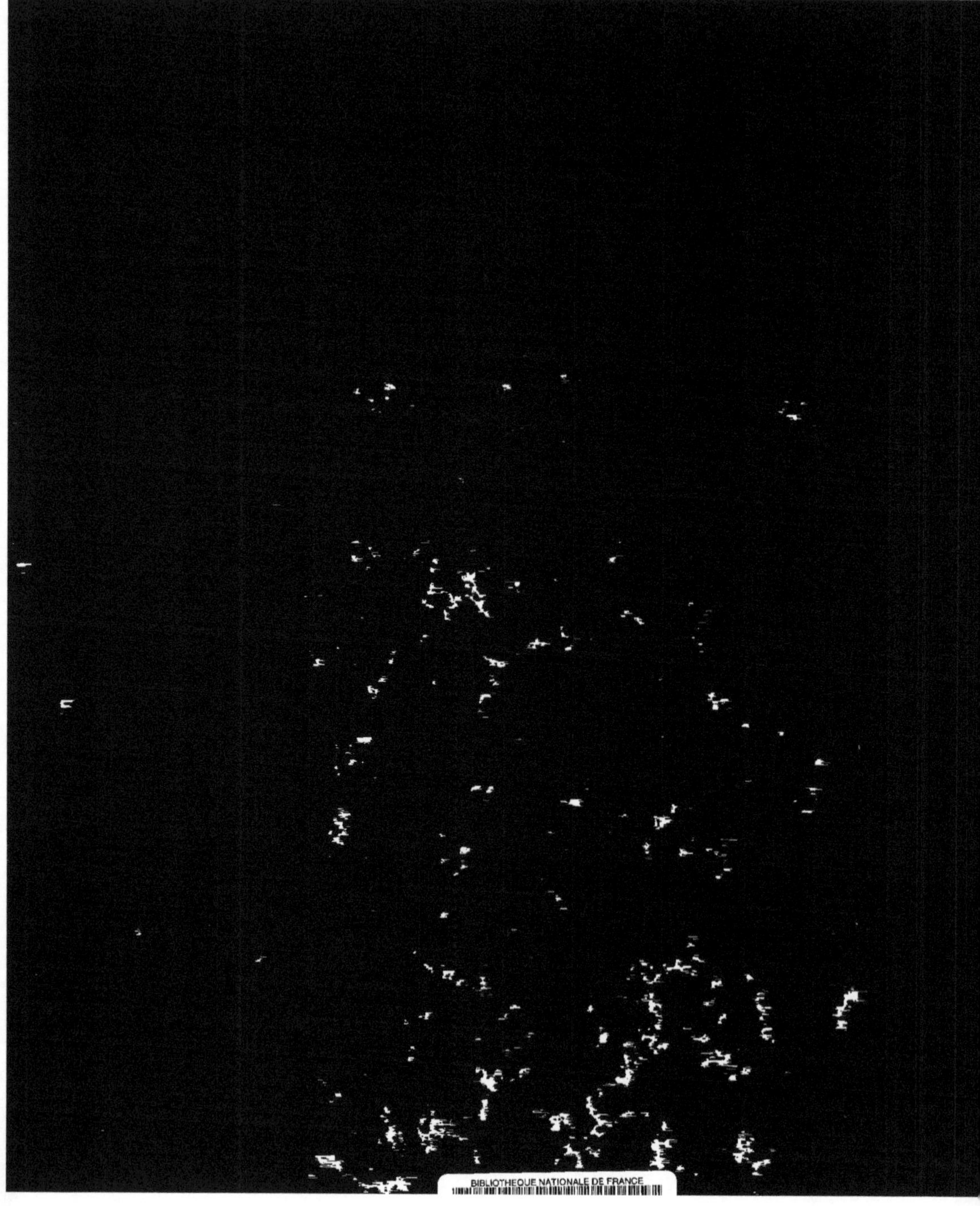

www.ingramcontent.com/pod-product-compliance
Ingram Content Group UK Ltd.
Pitfield, Milton Keynes, MK11 3LW, UK
UKHW020206200726
13856UKWH00003B/1227

9 782011 910912